湿疹皮炎与皮肤过敏反应诊疗系列丛书

接触性皮炎的诊断与治疗

Diagnosis and Treatment of Contact Dermatitis

丛书总主编 李邻峰

分册主编 李邻峰 李 妍

参编人员 （按姓氏笔画排序）

于 灵　王乐一　王昌媛

刘 静　江 萌　孙晓丽

李 妍　李 明　李云珠

李亚婷　李邻峰　尚 帅

周可飞　周博洋　项璐婧

祝雪晴　常 远　梁素蓉

北京大学医学出版社

JIECHUXING PIYAN DE ZHENDUAN YU ZHILIAO

图书在版编目（CIP）数据

接触性皮炎的诊断与治疗 / 李邻峰，李妍主编 . —北京：北京大学医学出版社，2023.5

（湿疹皮炎与皮肤过敏反应诊疗系列丛书 / 李邻峰主编）

ISBN 978-7-5659-2851-2

Ⅰ.①接… Ⅱ.①李…②李… Ⅲ.①接触性皮炎－诊疗 Ⅳ.① R758.22

中国国家版本馆 CIP 数据核字（2023）第 023642 号

接触性皮炎的诊断与治疗

分册主编：李邻峰　李　妍

出版发行：北京大学医学出版社

地　　址：（100191）北京市海淀区学院路 38 号　北京大学医学部院内

电　　话：发行部 010-82802230；图书邮购 010-82802495

网　　址：http://www.pumpress.com.cn

E-mail：booksale@bjmu.edu.cn

印　　刷：北京信彩瑞禾印刷厂

经　　销：新华书店

责任编辑：袁帅军　　责任校对：靳新强　　责任印制：李　啸

开　　本：710 mm×1000 mm　1/16　印张：16.5　字数：246 千字

版　　次：2023 年 5 月第 1 版　2023 年 5 月第 1 次印刷

书　　号：ISBN 978-7-5659-2851-2

定　　价：80.00 元

丛书总主编简介

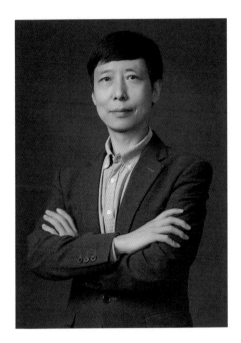

李邻峰（曾用名：李林峰），教授，主任医师，博士生导师。

现任首都医科大学附属北京友谊医院皮肤性病科主任，北京友谊医院过敏与临床免疫诊治中心主任。1982—1988年在北京医科大学（现北京大学医学部）获医学学士学位，1988—1992年在北京医科大学获医学博士学位。1992—2014年在北京大学第三医院皮肤科历任副教授、教授、科主任，皮肤性病学研究室主任，北京大学皮肤性病中心副主任。1995—1998年在美国伊利诺伊大学皮肤病学系及遗传学系任客座副教授。临床专业特长：皮肤性病，尤其是特应性皮炎、湿疹、接触性皮炎、皮肤过敏的临床诊治及科学研究。曾获美国芝加哥皮肤病协会研究基金奖。目前已主编著作11部，参编多部。发表中英文论文250余篇，医学科普文章数十篇。自1994年起，一直担任全国湿疹皮炎与皮肤变态反应学习班主讲。

兼任中国中药协会皮肤病药物研究专业委员会主任委员，中国老年保健医学研究会皮肤科分会主任委员，中国医师协会皮肤科医师分会过敏性疾病专业委员会副主任委员，中国人体健康科技促进会皮肤病专业委员会副主任委员，中华中医药学会皮肤科分会常委，中华预防医学会皮肤病与性病预防与控制专业委员会常委，中国中西医结合学会皮肤性病专业委员

.

会常委及该委员会环境与职业性皮肤病（湿疹皮炎）学组组长，中国医疗保健国际交流促进会皮肤医学分会常委及该分会皮炎学组组长，中国免疫学会皮肤免疫分会常委，中国研究型医院学会皮肤科学专业委员会常委，世界华人皮肤科医师协会常委，中国整形美容协会化妆品评价专业委员会常委，北京中西医结合学会环境与健康专业委员会主任委员、医学美容专业委员会常委和皮肤性病专业委员会常委，北京整合医学学会皮肤科分会会长，北京医学会皮肤性病学分会常委，以及《中华皮肤科杂志》编委等。

分册主编简介

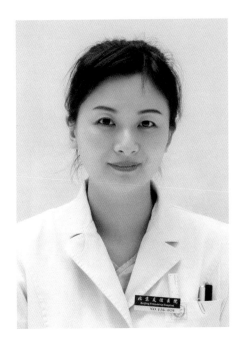

李妍，副主任医师，医学博士。

1999—2009年就读于北京大学医学部，获医学学士、硕士及博士学位，师从朱学骏教授（博士生导师）和涂平教授（硕士生导师）。毕业后一直在首都医科大学附属北京友谊医院皮肤性病科从事皮肤病临床工作。在北京友谊医院过敏与临床免疫诊治中心主要从事皮肤过敏等的临床和科研工作。2017年赴香港大学李嘉诚医学院玛丽医院做访问学者。临床专业特长：特应性皮炎、接触性皮炎、荨麻疹、银屑病等免疫性皮肤病的临床诊疗工作。

主持和参与多项国家级科研课题，发表SCI及核心期刊论文50余篇，参编专业书籍多部。担任中国中西医结合学会皮肤性病专业委员会青年委员、中国老年保健医学研究会皮肤科分会秘书长、中国中药协会皮肤病药物研究专业委员会副秘书长、中国中药协会皮肤病药物研究专业委员会青年委员副主任委员、中国中药协会皮肤病药物研究专业委员会湿疹学组副组长、北京整合医学学会皮肤科分会副秘书长、国家卫生健康委人才交流服务中心住院医师规范化培训结业考核题库建设专家等。

前　言

接触性皮炎是皮肤科的常见病，是研究环境和职业性因素引起皮肤反应的一门科学，涉及临床医学、环境科学、劳动卫生学、基础医学等学科以及医药工业、化学工业、食品加工业、农业、印染业、建筑业、金属加工业、国防等多个领域，与人类的生产和生活有密切联系。20世纪60年代以来，接触性皮炎的研究进展非常迅速，已经从皮肤科学中一个简单的病种发展为从临床表现、发病机制、诊疗技术、预防和治疗都自成体系的学科。接触性皮炎的诊疗技术是皮肤科医生必备技能之一。

为推动我国接触性皮炎诊疗事业的发展，我于1995年编写了我国第一部该领域的专著——《接触性皮炎》，由北京医科大学出版社（现名北京大学医学出版社）出版。该书收集了国内外接触性皮炎领域的最新进展，加上作者多年临床及科研实践中的经验和体会，全面介绍了接触性皮炎。在编写过程中，得到了英国St. Thomas' Hospital皮肤科专家、时任 *Contact Dermatitis* 杂志主编RJG Rycroft教授，美国时任接触性皮炎协会主席、斯坦福大学专家R.A. Adams教授以及美国加利福尼亚大学皮肤毒理学专家F.N. Marzulli教授的热情支持和鼓励。他们慷慨惠赠了大量宝贵资料，使该书能够顺利完成。2002年，该书改版并更名为《接触性皮炎与皮肤变态反应》，在北京大学医学出版社出版，明确阐述了接触性皮炎与皮肤变态反应的关系，以及临床和基础研究进展。

《接触性皮炎与皮肤变态反应》出版距今已过20载，国内外接触性皮炎的研究已取得了飞跃的发展。我再次组织了一些专家和青年医师广泛收集文献资料，总结国内外临床和诊疗技术研究最新进展，编成此书。本书全面论述了接触性皮炎的热点问题，包括概念、最新分类、流行病学、发病机制，以及各型接触性皮炎的临床表现、诊断、鉴别诊断、治疗、个人易患因素和预防。本书还特别提及了接触性皮炎的免疫学异常及其治疗意义、接触性皮炎与皮肤过敏和特应性皮炎的关系、非湿疹样接触性皮炎的各类表现、斑贴试验方法、速发型超敏反应的检测，以及身体各部位接触性皮炎、职业性接触性皮炎、化妆品接触性皮炎、植物接触性皮炎、衣物接触性皮炎等的临床表现及治疗。

本书适合各级皮肤科医师、变态反应工作者、全科医师及社区医疗卫生工作人员阅读，希望能为广大皮肤科医师的临床诊疗工作提供一些帮助。

在目前科技高速发展的信息时代，我们虽然努力工作，但仍跟不上科技进步的步伐，如有不妥之处，还望广大同道积极指正，共同提高我们的临床和研究水平。

本书涉及的药物及各种疗法的用法用量仅供参考，具体应用请参照《中国药典》、药品说明书及相关指南。

李邻峰

2023 年 4 月于北京

目　录

第1章
接触性皮炎概述

第1节　相关基本概念

一、接触性皮炎

接触性皮炎（contact dermatitis）又称为环境与职业性皮炎（environmental and occupational dermatitis），是研究外界物质接触人类皮肤造成皮肤炎症反应的一门科学。它的研究对象包括：人类的皮肤，造成人类皮肤反应的外界物质以及接触后皮肤发生的反应。本领域主要研究哪些物质能够造成皮肤炎症性反应，这些物质具有哪些特性，炎症反应有哪些表现，反应的机制是什么，以及人类皮肤在什么条件下容易受到外界物质的侵袭。其目的在于对接触性皮炎进行合理的预防和治疗。

二、接触性变态反应

接触性变态反应（contact allergy；contact hypersensitivity）指变应原通过接触皮肤造成的变态反应，一般指迟发型超敏反应，但是速发型超敏反应及Ⅲ型变态反应也可以发生，是否有Ⅱ型变态反应尚不清楚。

三、迟发型超敏反应

迟发型超敏反应（delayed hypersensitivity）指T细胞介导的Ⅳ型变态反应，除了接触性变态反应外，还有系统性接触性皮炎、过敏性皮肤肉芽肿、药物变态反应、微生物变态反应等。结核菌素反应及过敏性肉芽肿、过敏性肺炎等也属于迟发型超敏反应。

四、接触物

接触物（contactant）指接触皮肤造成接触性皮炎的物质。

五、接触刺激原

接触刺激原（contact irritant）指通过非变态反应性机制造成接触性皮炎的接触物。

六、接触变应原

接触变应原（contact allergen）指通过变态反应机制造成接触性皮炎的接触物。

七、气源性接触性皮炎

气源性接触性皮炎（airbone contact dermatitis）是由飘浮于空气中的飞沫、粉尘或纤维以及挥发性化学物质引起的接触性皮炎。

八、职业性接触性皮炎

职业性接触性皮炎（occupational contact dermatitis）指在职业活动中接触有害接触物导致的接触性皮炎，约占整个职业性皮肤病的90％。

九、夫妻或陪伴者接触性皮炎

夫妻或陪伴者接触性皮炎（connubial or consort contact dermatitis）指引起接触性皮炎的接触物不是患者自身使用，而是由于夫妻或共同生活的人使用而引起。

第2节　接触性皮炎的最新分类

现代科学的发展已经极大地拓宽了接触性皮炎的概念。根据病因、发病机制及临床表现，目前接触性皮炎至少可以分为6类：

（1）皮肤刺激（刺激性接触性皮炎，原称为原发性刺激）；

（2）变应性接触性皮炎；

（3）速发型接触性反应；

（4）光接触性皮炎；

（5）系统性接触性皮炎。

（6）非湿疹样接触性反应；

表1-1及图1-1显示了接触性皮炎的最新分类。

表1-1　经典接触性皮炎与现代接触性皮炎的分类

经典接触性皮炎	现代接触性皮炎
变应性接触性皮炎	皮肤刺激（刺激性接触性皮炎）
原发性刺激	变应性接触性皮炎
	速发型接触性反应
	光接触性皮炎
	系统性接触性皮炎
	非湿疹样接触性反应

一、皮肤刺激

皮肤刺激（cutaneous irritation）又称为刺激性接触性皮炎（irritant contact dermatitis），原称为原发性刺激（primary irritation），指刺激原接触皮肤后通过非变态反应性机制造成的接触性皮炎。临床表现多样，从轻微的皮肤发红、脱屑，到红斑、风团、溃疡、坏死及湿疹样改变均可发生。其机制可能与刺激原直接破坏组织细胞或激活细胞释放炎症分子，影响神经血管运动等有关。

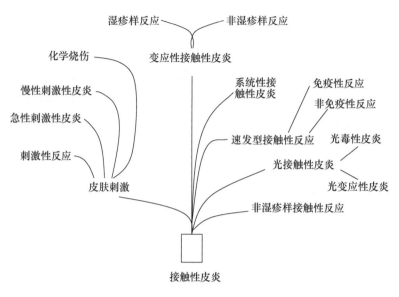

图 1-1　接触性皮炎最新分类树

二、变应性接触性皮炎

变应性接触性皮炎（allergic contact dermatitis）是由接触变应原引起的迟发型超敏反应。临床多表现为湿疹样，但多形红斑样、扁平苔藓样、大疱病样、剥脱性皮炎及色素改变等非湿疹样皮损均可发生。

三、速发型接触性反应

速发型接触性反应（immediate contact reaction）指皮肤接触某些化学物质后数分钟至数小时内发生的皮肤反应，代表性疾病为接触性荨麻疹及蛋白质接触性皮炎。反应多在 24 h 内消退。临床可以表现为一过性潮红、红斑、风团及湿疹样改变等，去除接触物后炎症反应可以很快消退。机制可以是免疫性机制（变态反应），也可以是非免疫性机制。

四、光接触性皮炎

光接触性皮炎（photocontact dermatitis），又称为光敏感（photosensitivity），指皮肤接触光毒性物质或光变应原后，再照光所引起的接触性皮炎。其中由变态反应机制引起者称为光变应性接触性皮炎（photoallergic contact dermatitis），简称光变应性皮炎；由非变态反应性机制引起者称为光毒性接触性皮炎（phototoxic contact dermatitis），简称光毒性皮炎。

五、系统性接触性皮炎

系统性接触性皮炎（systemic contact dermatitis）指对某种变应原接触致敏后，再全身吸收该变应原引起的皮肤反应，可表现为泛发性湿疹、狒狒综合征、汗疱疹样皮疹、血管炎等。发病机制为变态反应。

六、非湿疹样接触性反应

非湿疹样接触性反应（noneczematous contact reaction）指表现为非湿疹样皮损的接触性皮炎，如毛囊炎样、剥脱性皮炎样、扁平苔藓样、多形性红斑样、紫癜样等反应，有的机制为变态反应，有的机制不明。

第 3 节　接触性皮炎的全面检测手段

接触性皮炎的检测手段包括斑贴试验、检测速发型皮肤反应的皮肤试验、光斑贴试验及体外试验等多种试验方法，每年全世界有关接触性皮炎的研究论文超过百篇。目前从皮损形态上笼统地诊断为皮肤病而进行经验治疗的时代已经过去，人们可以找到接触性皮炎的病因，有针对性地治疗（表 1-2）。

表 1-2　接触性皮炎的检测手段

检测手段	适应证
斑贴试验	变应性接触性皮炎
	系统性接触性皮炎
	非湿疹样变应性接触性反应
检测速发型皮肤反应的皮肤试验	变应性速发型接触性反应
光斑贴试验	光变应性皮炎

续表

检测手段	适应证
体外试验	各类变应性接触性反应
激发试验	各型反应（包括变应性与非变应性）
变应原定性及定量测定试验	变应原分布检查
体内变应原浓度测定	接触者变应原吸收情况检查

第4节　接触性皮炎的涉及领域及研究内容

一、涉及领域

接触性皮炎涉及临床医学、基础医学、环境医学、劳动卫生学，以及医药工业、化学工业、食品加工、农业、印染、建筑、金属加工制造、国防等多个领域。每位在一定的职业及环境中工作和生活的人都有可能发生接触性皮炎。研究表明，接触性皮炎几乎可以与所有皮肤病相似，如湿疹、荨麻疹、银屑病、扁平苔藓、多形性红斑、紫癜、色素沉着或色素减退、发疹性皮疹、大疱病、红皮病等。以上这些皮肤病均是皮肤科临床上的常见病也是疑难病，病因不明，反复复发，治疗非常困难。故一旦确认某皮肤病是由某种物质接触造成的反应，则治疗难题迎刃而解。从这个意义上来说，接触性皮炎的发展无疑给皮肤病的诊断和治疗带来了曙光。随着经济发展，职业及环境接触性致病因子越来越多，产生了许多新的接触性皮炎，严重影响生产安全和人民健康。如美国20世纪80年代末统计，每年用于这方面的生产、医疗和赔偿的花费达200万至10亿美元。在澳大利亚一个近400万人口的城市新南威尔士，每年用于职业性接触性皮炎的花费至少为1200万美元。因此，各国都致力于研究接触性皮炎的发生、发展、诊断、预防及预测，以减少接触性皮炎的发生。

二、研究内容

接触性皮炎的研究包括但不限于以下方面：

1. 各型接触性皮炎的发病机制及其调控。

2. 刺激性皮炎与变应性皮炎的鉴别。

3. 接触物的透皮吸收。

4. 接触变应原及刺激原的分子结构特征及理化特性。

5. 新的接触变应原及刺激原的报告。

6. 接触性皮炎实验检测手段的完善与标准化。

7. 接触性皮炎的预测。

8. 接触性皮炎的特殊治疗。

9. 接触变应原及刺激原的计算机管理。

10. 接触性皮炎专家诊断系统。

11. 接触性皮炎工作者与各类生产生活用品生产者的合作。

12. 接触性皮炎的预防，尤其是防护霜的研究。

13. 容易引起系统性接触性反应的变应原。

14. 接触性皮炎的易感基因研究。

15. 利用转基因动物研究接触性皮炎的发病机制，开发新药。

16. 各类接触性皮炎的易患因素。

17. 各类接触性皮炎的流行病学。

18. 接触物刺激性的非动物预测试验。

19. 接触物过敏性的非动物预测试验。

20. 接触性皮炎的药物治疗。

21. 接触性皮炎与机体免疫功能的关系。

三、学术团体

当前，接触性皮炎在国际上受到广泛重视。在发达国家中接触性皮炎的研究机构很多。除国际接触性皮炎协作组织外，全球已有30多个国家或地区成立了接触性皮炎协会或研究组，以全面领导接触性皮炎的研究。许多跨行业的协会，如美国化妆品、卫生用品与香料协会，也致力于接触性皮炎的研究工作。

我国目前虽然也成立了一些专业研究组，开展了很多研究工作，但从整体上讲，我国对接触性皮炎的研究还较落后，许多人对接触性皮炎的新概念、新理论还很陌生，多数诊断仍停留在临床推断水平，斑贴试验技术还被许多临床医生所忽视。在许多医学院校及大医院的图书馆，甚至找不到一本系统介绍接触性皮炎的参考书，与国际水平还有较大差距。

推荐阅读　［1］Li Y，Li L. Contact Dermatitis：Classifications and Management. Clin Rev Allergy Immunol，2021，61（3）：245-281.

［2］Elmas ÖF，Akdeniz N，Atasoy M，Karadag AS. Contact dermatitis：A great imitator. Clin Dermatol，2020，38（2）：176-192.

［3］Teixeira V，Cabral R，Gonçalo M. Exuberant connubial allergic contact dermatitis from diphenhydramine. Cutan Ocul Toxicol，2014，33（1）：82-84.

第2章
接触性皮炎的发展史

第 1 节　斑贴试验发明前期

一、古文献记载

公元 1 世纪，国外就已经有关于接触"毒物"而引起皮肤反应的记载，比如伐木工人在砍伐松树时，有些人皮肤会发痒。但直到 19 世纪，欧洲的医生们才开始猜测一些特殊物质是引起某些皮肤病的原因。我国接触性皮炎的发展历史尚缺乏考证。但最晚在隋代巢元方的《诸病源候论》（公元 620 年）中，就有这样的记载："漆有毒，人有禀性畏漆，但见漆便中毒，喜面痒，然后胸臂胫……皆悉瘙痒，面为起肿，绕眼微赤，……若火烧漆，其毒气则厉，著人急重。亦有性自耐者，终日烧之，竟不为害也。"其详细论述了我国烧漆工人的职业性接触性皮炎，且已经认识到了皮炎在某些人中发生，而某些人耐受的现象。清代陈士铎在《外科秘录》（公元 1693 年）中也有记载："皲裂疮……皆营手工艺之辈，赤手空拳犯风弄水而成者也。"这说明当时对手部皮炎的成因及临床表现已有了较明确的认识。可见，中医早就对接触性皮炎有一定认识，但由于历史条件限制，未得到应有的发展。

二、特异质性湿疹

在 1895 年 Jadassohn 报告斑贴试验以前，研究者们已经发现了"特异质性湿疹"（idiosyncratic eczema）的存在，即一些人接触某些物质后会发生湿疹性皮肤反应，而其他人却不会发生。这些发现远在 von Pirquet 提出变态反应（allergy）一词之前。研究者们甚至复制出了某些皮肤反应。此时期试验比较原始，可重复性不高，并没有发现其中规律，对于刺激性反应及变态反应也没有认识，更没考虑到此类复制试验对接触性皮炎诊断的重要性。

第 2 节　斑贴试验发明初期（Jadassohn 时期）

斑贴试验之父 Josef Jadassohn（1863—1936）是德国人。通过把可疑物质贴敷于患者皮肤上，他在临床上成功地复制了碘仿（iodoform）皮炎及汞（mercury）皮炎，在当时"变态反应"（allergy）一词尚未出现的时候，提出了此类复制实验的特异性，即"特异性不耐受"（specific intolerance）。1895 年，在奥地利 Graz 城的德国皮肤科学会上，他在全世界首次系统地报告了有关斑贴试验的研究成果，使斑贴试验确立为研究接触性皮炎的可靠实验手段。由于他的贡献，全世界接触性皮炎工作者公认 Jadasshon 为"斑贴试验之父"。1995 年，在斑贴试验被正式报告百周年之际，全世界接触性皮炎学者云集英国伦敦，举行了盛大的纪念活动。

Jadasshon 的研究引起了许多先驱者的重视。Bruno Block 继续并发展了 Jadasshon 的研究；Marion Sulzberger 把斑贴试验技术传到美国，成为美国接触性皮炎之父。Poul Bonnevie 在 1938 年首先提出了常规斑贴试验变应原系列，成为标准变应原系列的雏形。表 2-1 即 Poul Bonnevie 制定的常规斑贴试验变应原系列，该系列根据丹麦哥本哈根奋森研究院的临床试验所制，在哥本哈根一直沿用了 18 年（至 1955 年），其中有些变应原在现代欧洲标准变应原系列中依然存在。

表 2-1　Poul Bonnevie 制定的常规斑贴试验变应原系列

变应原	浓度（%）	基质
松节油	50	橄榄油
松香	10	橄榄油
秘鲁香脂	25	羊毛脂
水杨酸	5	羊毛脂

续表

变应原	浓度（％）	基质
甲醛	4	水
氯化汞	0.1	水
重铬酸钾	0.5	水
硝酸银	2	水
硫酸镍	5	水
雷锁辛	5	水
报春花		原物
过硼酸钠	10	水
棕色肥皂		原物
煤焦油		纯品
木焦油		纯品
盐酸奎宁	1	水
焦性没食子酸	5	凡士林
对苯二胺	2	凡士林
氨苯砜	2	凡士林
胶布		原物

第 3 节　斑贴试验发展及标准化期

20 世纪 60 年代后，斑贴试验首先在欧洲开展起来，并逐渐走向世界，试剂也越来越标准化，并被人们广泛接受。1962 年，斯堪的纳维亚常规斑贴试验标准化委员会成立，并于 1967 年发展为国际接触性皮炎研究组（International Contact Dermatitis Research Group，ICDRG）。丹麦的 Niels Hjorth（1919—1990 年）是其第一任主席，任期 20 多年，对接触性皮炎的发展做出了巨大的贡献。随后，许多国家与地区也纷纷成立了接触性皮炎研究协会或研究组，接触性皮炎的研究在世界范围内逐渐兴盛起来。

最初不同医生所用的斑贴试验的变应原是不同的。不仅变应原种类不同，即便是同一种变应原，不同医生所用的试验浓度及配制方法也可能不同。这就给正确解释斑贴试验结果及试验者间相互交流造成了很大困难。随着斑贴试验技术的广泛应用，人们越来越需要一套标准化变应原，以增进试验的可重复性及可靠性。20 世纪 70 年代 ICDRG 推荐了常规标准斑贴试验系列（表 2-2）。

表 2-2　ICDRG 于 20 世纪 70 年代推荐的常规标准斑贴试验系列

变应原	浓度（%）	基质
重铬酸钾	0.5	凡士林
硫酸镍	2.5	凡士林
氯化钴	1.0	凡士林
对苯二胺	1.0	凡士林
对苯二胺橡胶混合物	1.0	凡士林
MBT 橡胶混合物	0.6	凡士林
秋兰姆混合物	1.0	凡士林
卡巴混合物	1.25	凡士林
硫酸新霉素	20.0	凡士林
氯碘羟喹	5.0	凡士林
对苯类	15.0	凡士林
羊毛醇	30.0	凡士林
木焦油	20.0	凡士林
秘鲁香脂	25.0	凡士林
环氧树脂	1.0	凡士林
过氧化松节油	0.3	凡士林
松香	20.0	凡士林
甲醛	2.0	水
萘基橡胶混合物	1.0	凡士林
乙二胺	1.0	凡士林

目前接触性皮炎在全世界受到了广泛重视，已经有 30 个国家或地区成立了接触性皮炎研究协会或研究组，以全面研究和检测该国家或地区内

的接触性皮炎发病情况，制定了标准抗原检测系列，为国家的各项生产提供安全性预测以及劳动和生活方面的指导等。国际接触性皮炎研究组、欧洲接触性皮炎协会、北美接触性皮炎协作组等组织经常举行国际会议，以推动接触性皮炎的研究和知识的普及。国际上，还常年举办接触性皮炎培训班以推广接触性皮炎诊疗技术。*Contact Dermatitis* 杂志是接触性皮炎领域的权威杂志，其目的是增进皮肤科医师、内科医师、变态反应科医师以及化学家、工业及日用消费品设计师、生产厂家之间的交流和协作，为共同控制接触性皮炎而努力。该杂志在全世界多数国家发行，主要登载新发现的变应原，接触性皮炎的临床和基础研究进展及研究趋势，是接触性皮炎工作者的必备参考书。另外，在美国及日本都有接触性皮炎专业杂志。*Contact Dermatitis* 杂志前主编、英国皮肤病学家 RJG Rycroft 教授，以其高尚的敬业精神和极大的热情扶持了包括本书作者在内的一大批接触性皮炎工作者，使接触性皮炎学科在世界许多国家得以发展。接触性皮炎作为"皮肤毒理学"的一个重要分支，已经成为临床医学、环境医学、免疫学、医药工业、化学工业、日用消费品工业等领域不可忽视的课题。

第4节　中国接触性皮炎发展概况

一、代表性事件

20世纪90年代开始，我国接触性皮炎研究的发展非常迅速，一些有识之士预见了我国接触性皮炎研究的重要性，对接触性皮炎的理论和技术（尤其是斑贴试验技术）在我国的引进和发展做了不懈的努力，取得了可喜的进展。其中包括北京医科大学第三医院（现为北京大学第三医院）皮肤科李邻峰、李世荫教授对欧洲标准变应原系列诊断试剂在我国应用的可行性的研究，北京大学第一医院皮肤科刘玲玲、朱学骏教授参照北美接触性皮炎协作组斑贴试验诊断试剂研制的北京医科大学斑贴试验诊断试剂盒，以及南京医学院附属第一医院皮肤科赵辨教授仿制的欧洲标准抗原的斑贴试验筛选抗原系列的临床试用情况等，对我国接触性皮炎研究及临床应用起到了极大的推动作用。

中华医学会皮肤病分会也成立了接触性皮炎学组，赵辨教授任组长，于 1997 年及 2001 年召开了两届全国接触性皮炎年会。

1994 年，我国卫生部中外医学技术发展中心主办了全国首届接触性变态反应实验检测学习班，由李邻峰博士任主讲教师。1999 年，该项目被卫生部批准为国家级医学继续教育项目。至今共举办了 30 多届类似的全国学习班。同期朱学骏、刘玲玲、赵辨教授也多次举办了全国接触性皮炎学习班。

2000 年以来，斑贴试验在全国很多地区逐渐开展，已经成为皮肤科医生必备的诊断技术之一。

二、中国标准系列

虽然目前市场上很多斑贴试验检测变应原被认为符合中国标准，但是均没有经过临床验证。2018 年，上海市皮肤病医院邹颖教授和李邻峰教授系统分析了我国报告的几百篇斑贴试验研究论文，根据研究结果，提出了基于研究数据的中国标准系列变应原（表 2-3）。该结果收录在国际接触性皮炎教科书第 6 版中国标准系列章节中。

表 2-3　中国标准系列变应原（The Chinese baseline series of allergens）

序号	化合物	浓度（%）	基质
1	硫酸镍	5	凡士林
2	重铬酸钾	0.5	凡士林
3	氯化钴	1.0	凡士林
4	香料复合物Ⅰ（Fragrance mix Ⅰ）	8	凡士林
5	硫柳汞	0.05	凡士林
6	卡巴混合物	3	凡士林
7	甲醛	1	水
8	对苯二胺	1	凡士林
9	氯甲基异噻唑啉酮	0.01	水
10	香料复合物Ⅱ（Fragrance mix Ⅱ）	14	凡士林
11	对苯类混合物	16	凡士林
12	松香	20	凡士林

续表

序号	化合物	浓度（%）	基质
13	秘鲁香脂	25	凡士林
14	羟异己基 3- 环己烯基甲醛	5.0	凡士林
15	乙二胺	1	凡士林
16	甲基二溴戊二腈	0.5	凡士林
17	夸特 -15	1	凡士林
18	替考索尔 21- 新戊酸酯	0.1	凡士林
19	黑橡胶混合物	0.6	凡士林
20	倍半萜烯内脂混合物	0.1	凡士林
21	溴硝丙二醇	0.5	凡士林
22	秋兰姆混合物	1	凡士林
23	苯唑卡因	5	凡士林
24	羊毛脂	30	凡士林
25	环氧树脂	1	凡士林
26	硫酸新霉素	20	凡士林
27	对叔丁酚醛树脂	1	凡士林
28	巯基混合物	2	凡士林
29	咪唑烷基脲	2	凡士林
30	N- 异丙基 -N′- 苯基–对苯二胺	0.1	凡士林
31	巯基苯并噻唑	2	凡士林
32	氯碘喹啉	5	凡士林
33	没食子酸辛酯	0.25	凡士林
34	碘丙炔丁胺甲酯	0.2	凡士林
35	山梨醇倍半油酸酯	20	凡士林
36	椰油酰胺丙基甜菜碱	1.0	水
37	虫胶	20	水
38	水杨酸苄酯	10	凡士林
39	甲基异噻唑啉酮	0.2	水
40	分散蓝混合物（124/106）	1	凡士林

第5节　接触性皮炎的研究前景

一、临床诊断应用

在生产力高速发展、新产品日新月异、环境污染还未完全解决的时代，人们在生产和生活环境中接触致病因子的机会越来越多。如食物中的化肥、色素、催熟剂和保鲜剂残留；衣物中的防皱剂、染料和柔软剂；各种化妆品和各种建筑材料等，有些人接触上述物质出现了许多新的接触性皮炎。在 *Contact Dermatitis* 等杂志上每年都有大量新的接触变应原报告。研究接触性皮炎已成为相关领域工作者不可回避的课题，具有巨大的社会效益和经济效益。在皮肤病治疗方面，接触性皮炎病因复杂，临床表现多样，不典型的接触性皮炎越来越常见。使用可靠的接触变应原实验检测技术，可以及早发现病因，对症下药，使患者早日痊愈，免去因诊断不明确而盲目治疗造成的浪费。

二、预防应用

在预防方面，研究生活中常见的刺激物和变应原对于预防职业性及非职业性接触性皮炎有重要意义。职业培训前的检测试验及风险预测可以使职工避免接触其敏感的刺激原或变应原，选择合适的职业，不但避免了因盲目培训造成的浪费，也免除了工作以后发生皮炎所导致的医疗花费。发生皮肤反应后及时检测，亦可达到早发现早治疗的目的，避免职工因贻误治疗而造成全部或部分劳动力丧失，进而给家庭及社会带来负担。工业产品、日用消费品、药品中新的化合物上市前的刺激性、致敏性的实验预测研究非常重要。缺此步骤可能将造成接触性皮肤病的流行。历史上曾有上市后的新产品导致皮肤病流行而被迫停产的例子。接触性皮炎防护用品的研究、开发和利用可使敏感者在不可避免接触其致病物质的情况下，免于或减轻接触性皮肤病发病。防护衣、防护手套和防护霜的研究是目前国际上的热点，有广泛的实际应用价值，以及经济效益和社会效益。接触性皮炎诊断技术在皮肤病预防中的应用见表 2-4。

表 2-4　接触性皮炎诊断技术在皮肤病预防中的应用

级别	内容
第一级预防	正常人群在职业和生活环境中接触物质的安全性检查及新物质接触前的风险预测
第二级预防	早发现引起接触性皮肤病的致病物质
第三级预防	积极治疗现症接触性皮炎，及时发现继发的接触性皮炎，减少并发症，提高治疗效果

推荐阅读　[1] Johansen JD，Mahler V，Lepoittevin JP et al. Contact Dermatitis. Sixth Edition. Springer Nature Switzerland，2021.

[2] Lachapelle JM. Historical Aspects. //Rycroft RJG，Menné T，Frosch PJ，Benezra C. Textbook of Contact Dermatitis. Berlin：Springer-Verlag，1992：3-11.

[3] Foussereau J. History of epicutaneous testing the blotting-paper and other methods. Contact Dermatitis，1984，11：219-223.

[4] 刘玲玲，朱学骏. 皮炎湿疹类皮肤病斑贴试验 100 例. 中国皮肤性病学杂志，1992，6（4）：222-223.

[5] 范卫新，赵辨. 关于接触性皮炎斑贴试验标准抗原的研究. 中华皮肤科杂志，1991，24（3）：150-153.

[6] Marzulli FN，Maibach HI. Dermatotoxicology. 4th ed. New York：Hemisphere Publishing Corperration，1991.

[7] Zou Y，Li LF. The Chinese Baseline Series. //Johansen JD，Mahler V，Lepoittevin JP. Contact Dermatitis. 6th ed. Springer Nature Switzerland，2021：717-743.

第3章
变应性接触性皮炎的发病机制

一、变态反应亚类分型进展

众所周知，Gell 和 Coomb 将变态反应分为 4 种类型：Ⅰ型速发型超敏反应、Ⅱ型细胞毒性超敏（变态）反应、Ⅲ型免疫复合物型超敏（变态）反应及Ⅳ型迟发型超敏反应。后来 Janeway 对这种分型进一步细分。其中Ⅱ型变态反应又分成了Ⅱa型和Ⅱb型。前者以细胞溶解反应为特征，例如抗体引起的免疫介导的溶血性贫血。Ⅱb型则是以细胞刺激反应为特征，例如慢性特发性荨麻疹患者中高亲和力肥大细胞受体的抗体，这种抗体可以引起肥大细胞活化。

同样Ⅳ型迟发型超敏反应也分成 a、b、c、d 四个亚型。

（一）Ⅳa亚型

Ⅳa 亚型系经典的迟发型超敏反应。在新的免疫反应分型中，其属于 1 型免疫反应；在炎症反应分型中其属于 1 型炎症，由 Th1 细胞及单核-巨噬细胞介导。主要细胞因子是 IFN-γ、TNF-α、IL-1、IL-2、IL-12等。临床表现为经典的变应性接触性反应、结核菌素反应及部分发疹型药疹。

（二）Ⅳb亚型

Ⅳb 亚型系非经典的迟发型超敏反应之一。Ⅳb 亚型由 Th2 细胞及嗜酸性粒细胞介导，主要细胞因子包括 IL-4、IL-5 和 IL-13。其在新的免疫反应分型中属于 2 型免疫反应，在炎症反应分型中属于 2 型炎症。临床表现为变应性接触性反应，可以类似特应性皮炎及部分发疹型药疹。

（三）Ⅳc 亚型

Ⅳc 亚型也系非经典的迟发型超敏反应之一，由细胞毒性 $CD8^+T$ 细胞、Fas、穿孔素（perforin）、颗粒酶（granzyme）B 介导。临床表现为大疱性发疹，如 Stevens-Johnson 综合征或中毒性表皮坏死松解症（toxic epidermal necrolysis，TEN）及移植物排斥反应，以大面积角质形成细胞凋亡为特征。

（四）Ⅳd 亚型

Ⅳd 亚型也系非经典的迟发型超敏反应之一。由细胞毒性 $CD8^+T$ 细胞及中性粒细胞介导。重要细胞因子为 IL-8 及粒细胞-单核细胞集落刺激因子（granulocyte-monocyte colony-stimulating factor，GM-CSF）。临床表现为脓疱性发疹。

临床经常会见到几种亚型并存的现象。

二、临床意义

变应性接触性皮炎不仅是经典的迟发型超敏反应，还可以是 2 型炎症或混合炎症。

推荐阅读　[1] Meth MJ，Sperber KE. Phenotypic diversity in delayed drug hypersensitivity：an immunologic explanation. Mt Sinai J Med，2006，73（5）：769-776.

[2] Uzzaman A，Cho SH. Chapter 28：Classification of hypersensitivity reactions. Allergy Asthma Proc，2012，33（Suppl 1）：96-99.

[3] Hausmann O，Schnyder B，Pichler WJ. Drug hypersensitivity reactions involving skin. Handb Exp Pharmacol，2010，（196）：29-55.

[4] Janway C，Travers P. Immunobiology. 2nd ed. London：Garland Press，1995.

第2节　变应性接触性皮炎经典发病机制

一、概述

变应性接触性皮炎的经典发病机制是 T 淋巴细胞（Th1）介导的迟发型超敏反应（delayed hypersensitivity），虽然体液因素在变应性接触性皮炎中也可能起某些作用，但变应性接触性皮炎主要依赖于特异性致敏 Th1 淋巴细胞的活化。变应性接触性皮炎属于 1 型炎症。

二、变应原

理论上讲，所有物质都可以引起变应性接触性皮炎。目前国际上报告的可以引起变应性接触性皮炎的化合物有 4000 多种。大家非常熟悉的引起变应性接触性皮炎的化学物质多是小分子半抗原，可以是有机物，也可以是无机物。分子量一般小于 500 Da，容易穿透皮肤屏障，与组织内的蛋白质共价键结合，形成全抗原。有些物质是强变应原，几乎可以在所有个体中引发Ⅳ型变态反应（表 3-1）。相关内容也见第 7 章第 5 节。

表 3-1　常见强接触变应原举例

名称	应用及临床意义
二硝基氯苯（dinitrochlorobenzene，DNCB）	变应性接触性皮炎致敏动物模型研究，特应性皮炎动物模型研究，免疫疗法治疗寻常疣、跖疣
二硝基氟苯（dinitroflourobenzene，DNFB）	同上
三硝基氯苯（trinitrochlorobenzene，TNCB）	同上
二苯莎莫酮（diphencyprone，DPCP）	免疫疗法治疗难治性斑秃、全秃
漆酚（urushiol）	引发严重接触性皮炎

虽然强接触变应原几乎可以在所有接触个体中引发Ⅳ型变态反应，但多数变应原是弱变应原，仅在少数易感个体中发生过敏反应。为什么这些人会发生接触过敏反应？易发生接触过敏反应的人有哪些免疫遗传学特

征？目前还不清楚。遗传或环境性皮肤屏障功能障碍容易促进变应原的穿透，所以皮肤屏障功能异常者容易发生接触致敏。

三、致敏启动因素

致敏启动因素包括皮肤刺激、微生物等临床或亚临床感染性炎症及其他已经存在的过敏反应。日常生活中刺激因素非常常见，风吹、日晒、温度变化、摩擦、搔抓等物理因素以及水、粉尘、酸、碱、盐、腐蚀性物质等化学刺激物均对皮肤有刺激。有些半抗原本身也有刺激性。受刺激因素影响，皮肤角质形成细胞、1 型固有淋巴细胞及皮肤朗格汉斯细胞（Langerhans cell）产生 IL-1β、IL-18、TNF-α、PGE2 等多种炎症前因子，并使角质形成细胞 ICAM-1 表达上调。而这些细胞因子又使肥大细胞、中性粒细胞、淋巴细胞等在接触位置局部聚集，从而引发炎症。这一阶段是非抗原特异性的，如机体未致敏，则炎症可以很快消失。其中肥大细胞脱颗粒释放组胺，使毛细血管扩张、通透性增加。这对于炎症细胞尤其是中性粒细胞到达病灶非常重要，同时组胺还会促进抗原提呈细胞的游走。使之容易与淋巴细胞结合。没有局部刺激性皮炎，就不会有后面的机体致敏。皮肤微生物引发的炎症及其他已经存在的过敏反应可以起到同样作用。

临床意义　①皮肤刺激是致敏的必要条件，保护皮肤免受刺激，可以预防接触性变态反应；②抗组胺药对于接触过敏有一定预防作用；③预防皮肤微生物感染同样重要。

四、致敏过程

致敏过程为抗原特异性，又分为以下几个时期：

（一）变应原的提呈（allergen presentation）

朗格汉斯细胞及真皮内的树突状细胞是皮肤内的抗原提呈细胞（allergen presenting cell，APC），具有摄取、内吞、加工处理变应原的能力，并最终使之与 APC 的 MHC Ⅱ类分子交联。变应原与 MHC Ⅱ类分子交联是致敏的必要条件。有些交联是自发的，有些则需酶或光的活化作用。APC 处理携带变应原后，经输入淋巴管到区域淋巴结，停留在副皮质区。皮肤刺激或微生物感染产生的炎症对 APC 的活化非常重要。

（二）特异性 T 淋巴细胞活化（activation of specific T lymphocyte）

在淋巴结副皮质区有大量 T 淋巴细胞，为 T 淋巴细胞特异性识别变应原——MHC-II 类分子复合体创造了良好条件，APC 的树枝状结构特别有利于使其与足够数量的 T 淋巴细胞接触。细胞间的良好接触尚需一些细胞黏附分子（cell adhesion molecule，CAM）的帮助，如 CD4 分子、淋巴细胞功能相关抗原 -1、CD2 分子、LFA-3 分子及细胞间黏附分子（intercellular adhesion molecule-1，ICAM-1）等。T 淋巴细胞表面的 T 细胞抗原受体（T-cell antigen receptor，TCR）需同时识别特异性变应原及免疫相关分子 B7 及 CD28 才能发生应答。TCR 识别抗原后，促进巨噬细胞及 APC 产生 IL-1。其他细胞包括角质形成细胞、内皮细胞、B 细胞及中性粒细胞也可诱导产生 IL-1。IL-1 促使结合了抗原的 Th1 细胞释放 IL-2 及 IL-12 等，可以促进 T 细胞的增殖并向 Th1 细胞分化。通过释放 IFN-γ 扩大反应，增殖的 T 细胞可导致 APC MHC II 类分子（HLA-DR）表达上调并增加 T 细胞、巨噬细胞和自然杀伤细胞的毒性。局部微环境中的细胞因子种类对 T 细胞向 Th1 细胞分化非常重要。

（三）特异性 T 淋巴细胞在淋巴结内增殖（proliferation of specific T lymphocyte in the lymph node）

抗原刺激的 T 细胞活化因 TCR 的暂时消失而终止，此时 T 细胞活化进入第二阶段，不依赖抗原阶段。活化的 T 淋巴细胞即效应细胞在由 APC 及角质形成细胞分泌的 IL-1 刺激下，产生多种细胞因子（包括 IL-2），刺激淋巴细胞在几天内大量增殖。增殖的细胞主要是 CD4$^+$T 细胞。在 T 细胞活化早期（48 h 内），细胞表面就出现了低亲和力的 IL-2 受体，这些受体与其他 IL-2 结合蛋白一起形成了高亲和力 IL-2 受体。IL-2 与 IL-2 受体的作用使 T 细胞继续增殖。其他与细胞增殖有关的细胞受体还有转铁蛋白的受体等。效应细胞较幼稚 T 细胞能更高地表达细胞黏附分子，更迅速地（24 h）产生 IL-2，并具备产生其他淋巴因子的能力。这些细胞除了识别

APC 提呈的抗原外，对其他类型细胞，如单核细胞、内皮细胞及 B 细胞提呈的变应原 – MHC – Ⅱ类分子刺激也会发生反应。因此，接触变应原全身吸收后可以发生全身性反应，包括内脏损害。

（四）活化的特异性 T 淋巴细胞（propagation of specific T lymphocytes）传播至全身

活化的特异性 T 淋巴细胞（即效应细胞及记忆 T 细胞）进入血液，通过血液循环进入全身组织，包括皮肤。一部分记忆 T 细胞长期留在皮肤内，称为皮肤驻留记忆 T 细胞（resident memory T cell，TRM）。

五、致敏期

从初次接触变应原到变应原能够刺激特异性 T 淋巴细胞活化，这个过程至少 3 天，甚至更长。在免疫学上，这个过程一般被称为潜伏期。但在传染病学上，潜伏期指致病原进入机体到发病产生临床症状的时间，与上面所讲的时间不同。故在此称致敏期（sensitization phase）更为恰当。不同变应原在不同患者中的致敏期并不相同，有的变应原致敏期相当长，这就是为什么临床上许多患者对自己使用多年的物品会过敏而产生怀疑的原因。

临床意义　不能因为患者使用了某一化妆品多年没有反应就排除其过敏可能，正如染发皮炎多是在染发相当一段时间没有问题后才发生反应的。

六、激发期–终末炎症反应期

效应细胞到达皮肤组织（也可以是血液或其他组织），如果再遇到相应变应原，则 APC、效应 T 细胞在局部相遇，产生多种细胞因子及趋化因子，吸引多种炎症细胞到组织局部，介导炎症反应。这些因子有 IL-2、IL-12、干扰素 - γ（interferon- γ）、TNF- α、IL-17、趋化因子（chemotactic factor）、移动抑制因子（migration inhibition factor，MIF）、皮肤反应因子（skin reaction factor，SRF）等。炎症反应包括红斑、浸润、丘疹、水疱等。红斑是由于细胞因子直接作用，或通过炎症细胞如肥大细胞释放组胺等血管活性因子，使毛细血管扩张充血所致。浸润及丘疹是由于水分潴留、细胞浸润及纤维蛋白沉着所致。细胞因子可以造成皮肤浅层细胞间水肿，从而产生水疱。活化淋巴细胞分泌的 IFN-γ 可使角质形成细胞 Fas 上调，角质形成细胞发生凋亡，产生湿疹样反应。湿疹样的反应通常在 18～48 h 后达到高峰。其中肥大细胞脱颗粒释放组胺对于激发早期非常重要。从致敏者再次接触变应原到发生炎症反应，这一阶段称为变应性接触性皮炎激发期（elicitation phase）。在这一过程中，神经系统也起到一定作用，如 P 物质可以促进 IL-1、IL-2 及 IFN-γ 的产生，从而促进炎症。

七、炎症反应消退期

如果不再接触其变应原，炎症反应可以自行消退。其消退机制可能与下列因素有关：

1. 在变应原激活效应 T 细胞的同时，还激活抑制性 T 细胞（suppressor T lymphocyte；主要是 CD8$^+$T 细胞），可以杀伤结合抗原的上皮细胞，但抑制性 T 细胞的主要功能是抑制变应性接触性皮炎的反应程度，变应性接触性皮炎是效应 T 细胞与抑制性 T 细胞平衡的结果。

2. 巨噬细胞产生前列腺素（PGE_1 及 PGE_2）可抑制 IL-2 的产生及 IL-2α 的表达。

3. 神经细胞分泌降钙素基因相关肽（calcitonin gene-related peptide, CGRP），可以促进 IL-10 的产生，降低 B7 分子的表达从而抑制炎症。

4. 角质形成细胞、调节性 T 细胞和 B 淋巴细胞等还会通过分泌 IL-4、IL-10 及 TGF-β 等抑制接触性过敏反应。

5. 变应原从皮肤上被清除，是通过渗出稀释变应原并排出体外，或者通过角质脱落而排出，或者体内变应原被吞噬细胞吞噬或裂解，从而消除变应原。IFN-γ 会诱导有过敏原的细胞凋亡。

推荐阅读　［1］中国中西医结合学会皮肤性病专业委员会环境与职业性皮肤病学组，北京中西医结合学会环境与健康专业委员会皮炎学组，中国中药协会皮肤病药物研究专业委员会湿疹学组，等.抗组胺药治疗皮炎湿疹类皮肤病临床应用专家共识.中华全科医学，2021，19（05）：709-712.

［2］Martin SF and Bonefeld CM. Mechanisms of Irritant and Allergic Contact Dermatitis// Johansen JD., Mahler V, Lepoittevin JP, et al. Contact Dermatitis. 6th ed. Springer Nature Switzerland AG，2021：95-120.

第 3 节　Th2 细胞介导的 2 型炎症性 变应性接触性皮炎

一、变应原因素

研究表明，变应性接触性皮炎也可以由 Th2 细胞介导。这主要与变应原种类、致敏途径及反应时间有关。不同变应原可以引起不同 Th 细胞介导的反应。如 Dearman 等人在 1996 年就已经报告，皮肤局部反复接触吸入变应原可以在小鼠引发 Th2 类反应。Dieli 等人研究发现，IL-4 基因敲除小鼠（Th2 细胞缺陷）可以对变应原噁唑酮（oxazolone）呈正常接触性过敏反应，但用三硝基氯苯（TNCB）却不能致敏。用二硝基氟苯（DNFB）致敏小鼠诱导的反应以 Th1 为主，而用变应原异硫氰酸荧光素（fluorescein isothiocyanate isomer，FITC）致敏则产生一个 Th2 为主的反应。这些结果表明不同变应原致敏、诱导出的接触性变态反应，效应 Th 细胞不同。

二、致敏途径因素

不同致敏途径诱导的 Th 细胞反应也会不同。如果皮肤的屏障被破坏，则环境中的变应原诱导的接触性变态反应以 Th2 细胞为主。

三、反复激发-时间因素

Th 细胞类别随激发时间延长而发生变化。在同一变应原反复激发产生的接触性变态反应中，Th 细胞亚类也会发生变化。Webb 及 Kitagaki 等人的研究均表明，反复激发一个接触性变态反应，初期反应以 Th1 亚类 T 细胞为主，但到了后期，慢性炎症则以 Th2 亚类 T 细胞为主。这是使用慢性 ACD 作为特应性皮炎模型的主要依据。

临床意义　①持续不愈或反复发作的经典变应性接触性皮炎会发展为特应性皮炎样皮炎。②某些变应原引起变应性接触性皮炎本身是 2 型炎症，机制同过敏性鼻炎。

推荐阅读　[1] Dearman RJ, Basketter DA, Kimber I. Characterization of chemical allergens as a function of divergent cytokine secretion profiles induced in mice. Toxicol Appl Pharmacol, 1996, 138 (2): 308-316.

[2] Dieli F, Sireci G, Scirè E, et al. Impaired contact hypersensitivity to trinitrochlorobenzene in interleukin-4-deficient mice. Immunology, 1999, 98 (1): 71-79.

[3] Kondo H, Ichikawa Y, Imokawa G. Percutaneous sensitization with allergens through barrier-disrupted skin elicits a Th2-dominant cytokine response. Eur J Immunol, 1998, 28 (3): 769-779.

[4] Griswold DE. Intralesional cytokines in chronic oxazolone-induced contact sensitivity suggest roles for tumor necrosis factor alpha and interleukin-4. J Invest Dermatol, 1998, 111 (1): 86-92.

[5] Kitagaki H, Kimishima M, Teraki Y, et al. Distinct in vivo and in vitro cytokine profiles of draining lymph node cells in acute and chronic phases of contact hypersensitivity: importance of a type 2 cytokine-rich cutaneous milieu for the development of an early-type response in the chronic phase. J Immunol, 1999, 163 (3): 1265-1273.

第4节　CD8$^+$T 细胞介导的变应性接触性皮炎

一、实验研究证据

二硝基氟苯（dinitrofluorobenzene，DNFB）接触致敏可以产生两类效应 T 细胞，一类是 CD8$^+$T 细胞，可以分泌 IFN-γ 介导的炎症反应，而另一类是 CD4$^+$T 细胞，产生 IL-4 及 IL-10 抑制接触性超敏反应。研究发现，在 DNFB 诱导的接触性变态反应中，CD8$^+$T 细胞是主要效应 T 细胞。用基因敲除小鼠进行研究发现，无论敲除 CD4$^+$T 细胞基因还是敲除 CD8$^+$T 细胞基因，接触性致敏反应均会被明显抑制，而 CD8$^+$T 细胞基因敲除者抑制更明显。去除 CD4$^+$T 细胞基因敲除小鼠体内的 CD8$^+$T 细胞或去除 CD8$^+$T 细胞基因敲除小鼠体内的 CD4$^+$T 细胞均可完全抑制接触性变态反应的发生。无论是 CD4$^+$T 细胞基因敲除小鼠的淋巴细胞还是 CD8$^+$T 细胞基因敲除小鼠的淋巴细胞均可分泌大量 IFN-γ，提示 CD4$^+$T 细胞及 CD8$^+$T 细胞均可产生并分泌 IFN-γ。体外试验表明，无论从 CD8$^+$T 细胞基因敲除小鼠的淋巴细胞中去除 CD4$^+$T 细胞，还是从 CD4$^+$T 细胞基因敲除小鼠的淋巴细胞中去除 CD8$^+$T 细胞，致敏状态都不能通过淋巴结转移传递给其他小鼠。这些研究表明，CD8$^+$T细胞在变应性接触性皮炎的炎症反应过程中起更重要的作用。

二、变应原特点

研究表明，小分子、脂溶性半抗原如DNFB、漆酚可以很容易进入细胞内，结果激发内源性致敏途径，导致CD8$^+$效应T细胞的激活。但如果这些小分子在进入细胞以前，先与大分子物质结合，则也可以作为外源性变应原激活途径，导致CD4$^+$效应T细胞的活化。极性分子，如金属镍、铬及钴等多通过外源性途径致敏机体，但镍也可激活CD8$^+$T淋巴细胞。脂溶性同时又有明显极性的半抗原（如DNFB）可通过内源或外源两种途径致敏机体，产生特异性CD4$^+$或CD8$^+$T细胞。

推荐阅读　[1] Bour H，Peyron E，Gaucherand M，et al. Major histocompatibility complex class I-restricted CD8$^+$ T cells and class II-restricted CD4$^+$ T cells，respectively，mediate and regulate contact sensitivity to dinitrofluorobenzene. Eur J Immunol，1995，25（11）：3006-3010.

[2] Martin S，Lappin MB，Kohler J，et al. Peptide immunization indicates that CD8$^+$ T cells are the dominant effector cells in trinitrophenyl-specific contact hypersensitivity. J Invest Dermatol，2000，115（2）：260-266.

[3] Wang B，Fujisawa H，Zhuang L，et al. CD4$^+$ Th1 and CD8$^+$ type 1 cytotoxic T cells both play a crucial role in the full development of contact hypersensitivity. J Immunol，2000，165（12）：6783-6790.

[4] Traidl C，Sebastiani S，Albanesi C，et al. Disparate cytotoxic activity of nickel-specific CD8$^+$ and CD4$^+$ T cell subsets against keratinocytes. J Immunol，2000，165（6）：3058-3064.

第5节　从发病机制环节预防变应性接触性皮炎

一、改变或修饰变应原

通过改变或修饰变应原结构来减弱或消除其免疫原性和致敏性。成功的例子之一是对含铬水泥进行硫化，明显减少了铬皮炎的发生。

二、阻断变应原穿透皮肤屏障

防护衣、防护手套或防护霜可以有效阻断变应原穿透皮肤。

三、阻断炎症前因子

炎症前因子是致敏的重要条件。对炎症前因子进行阻断（如阻断 IL-1 的生物学效应）是否可以防止过敏反应的发生，一直是人们感兴趣的问题。

四、朗格汉斯细胞

皮肤朗格汉斯细胞来源于骨髓造血干细胞，在皮肤内可以增殖。对小鼠的研究表明，皮肤内朗格汉斯细胞的数量对致敏与否起决定性作用。小鼠的尾部无朗格汉斯细胞，人们也无法在其尾部皮肤致敏小鼠。如果通过紫外线照射造成朗格汉斯细胞缺如或功能损失，便可诱导耐受。在人体，还没有证明变应性接触性皮炎患者皮肤朗格汉斯细胞数目高于正常人。使用药物影响朗格汉斯细胞的抗原提呈功能或抑制朗格汉斯细胞的游走均可抑制变应性接触性皮炎。

五、淋巴细胞抗原识别

针对 T 淋巴细胞的实验研究发现，给二硝基氯苯（dinitrochlorobenzene，DNCB）接触致敏的豚鼠饲以 DNCB，可以获得暂时性的减敏（hyposensitization）。其机制可能是变应原与效应 T 细胞直接作用，封闭或下调了 T 细胞抗原受体（T-cell antigen receptor，TCR）。T 淋巴细胞识别变应原除识别抗原决定基外，还需识别 MHC-Ⅱ类分子复合物。故修饰抗原的抗原决定簇或免疫相关分子均可使之不应答。

六、抑制性 T 细胞

抑制性 T 细胞（或 B 细胞）的特性及作用目前尚不完全清楚，但有以下证据提示抑制性 T 细胞在变应性接触性皮炎发生过程中起调节作用：

1.研究表明，变应原特异性的耐受反应可以通过淋巴样细胞传递给正常动物。

2.细胞毒性药物可以增强接触性致敏反应。人及小鼠的研究表明，抑制性 T 细胞对细胞毒性药物最敏感，故用之处理可以增强效应 T 细胞的作用。干扰素也可通过抑制抑制性 T 细胞而增强效应 T 细胞的作用。

3. 在致敏者的皮肤上反复涂抹变应原，可局部减敏。由于此时皮肤对其他变应原的反应性仍然存在，故可以推测抑制性 T 细胞的作用造成了局部减敏。在局部可以观察到淋巴细胞浸润也支持这一点。

七、细胞因子

目前发现 IL-10 对 Th1 反应及 Th2 反应均有抑制作用。另外，IL-4 可以抑制 Th1 反应，IFN-γ 可抑制 Th2 反应。阻断 IL-4 可以抑制 2 型炎症。

第 4 章
刺激性接触性皮炎的发病机制

第 1 节　皮肤刺激相关细胞因子

一、皮肤刺激的免疫学变化

皮肤刺激一般被认为是刺激原通过非免疫机制引发的皮肤炎症反应。但是迄今为止，人们还不能根据局部炎症反应免疫学变化来区分皮肤刺激与变应性接触性皮炎。研究发现，无论何种物质引发的刺激性反应，其结果都有多种炎症细胞、细胞因子及炎症介质的参与。炎症的结果与变应性接触性皮炎类似。皮肤亚临床刺激反应是刺激性皮炎及变应性接触性皮炎的共同通路。变应性接触性皮炎的始发也是一个局部刺激反应。因此，严格上讲，皮肤刺激是外界物质通过非变态反应机制引发的皮肤炎症反应。其与变应性接触性皮炎之间只有通过变态反应检测试验才能区别。

二、皮肤细胞被刺激后产生的细胞因子

研究发现，在外界刺激下，皮肤内的细胞如角质形成细胞及黑素细胞等都可分泌多种细胞因子（表4-1），参与机体免疫及变态反应。认识皮肤内各种细胞的免疫功能对于我们了解皮肤炎症反应的发生非常重要。

表 4-1　皮肤细胞被刺激后分泌的主要细胞因子

皮肤细胞	细胞因子
角质形成细胞	IL-1α，IL-1β，IL-1RA，IL-3，IL-6，IL-7，IL-8，IL-10，IL-12，IL-15，IL-18，IL-25，IL-33，NGF，TNFα，G-CSF，GM-CSF，M-CSF，TGF-α，TGF-β
黑素细胞	IL-1α，IL-1β，IL-6，IL-8，IL-10，IL-12，TNF-α，G-CSF，GM-CSF，M-CSF，TGF-α，TGF-β
朗格汉斯细胞	IL-1，IL-6，IL-8，IL-12，TNF-α，GM-CSF，PDGF
成纤维细胞	IL-1，IL-6，IL-8，TNF-α，GM-CSF，TGF-β，BFGF，KGF，NGF，ET-1，IGF
内皮细胞	IL-1，IL-6，IL-8，PDGF，HGF
肥大细胞	IL-1，IL-3，IL-4，IL-5，IL-6，IL-8，IL-10，IL-12，TNF-α，GM-CSF，TGF-β，NGF，SCF，IFN-γ
T 淋巴细胞	IL-1，IL-12，IL-3，IL-4，IL-5，IL-6，IL-8，IL-10，TNF-α，GM-CSF，TGF-β，BFGF，NGF，IFN-γ，HGF
B 淋巴细胞	IL-1，IL-6，IL-10，IL-12，TNF-α，GM-CSF，TGF-β
中性粒细胞	IL-1，IL-3，IL-8
单核细胞	IL-1，IL-6，IL-8，IL-10，IL-12，TNF-α，GM-CSF，TGF-β，PDGF
自然杀伤细胞	IL-1，IL-3，IL-8，TNF-α，IFN-γ
嗜酸性粒细胞	IL-3，IL-4，IL-5，IL-6，IL-8，TNF-α，GM-CSF，TGF-α，TGF-β
嗜碱性粒细胞	IL-4，IL-8，TNF-α
平滑肌细胞	TNF-α，TGF-β，BFGF，KGF，NGF，VEGF，ET-1，HGF，IGF

　　IL-1RA，IL-1 受体拮抗剂；PDGF，血小板源性生长因子；TGF，转化生长因子；KGF，角质细胞生长因子；NGF，神经生长因子；ET-1，内皮素 -1；GM-CSF，粒细胞-巨噬细胞集落刺激因子；VEGF，血管内皮生长因子。

第2节　急性刺激性接触性皮炎的可能机制

一、刺激原直接损伤皮肤细胞

某些刺激原对皮肤有直接破坏作用，如酸、碱、盐及腐蚀性物质可以直接破坏皮肤组织细胞，引起皮肤损伤。某些固态物如粉尘、颗粒、玻璃纤维、植物毛刺等可直接造成皮肤机械损伤，引起炎症。这些刺激反应往往呈急性过程，容易发现。还有些物质，如水溶液、有机溶剂等可以破坏皮肤脂膜，造成皮肤干燥脱水，皮肤屏障功能障碍，出现炎症反应，这种情况往往是慢性反复作用的结果，容易被人忽视。某些干性环境，如换衣过频，皮肤脂膜也可被干燥衣物吸收造成脂膜破坏。还有一些物质，如蒽林、表面活性剂等在高浓度情况下均可直接造成表皮细胞坏死。角质形成细胞坏死后，可以释放已合成的炎症前介质，如 IL-1α、TNF-α 等，进一步使炎症扩展。有时虽然肉眼未见到明显的皮肤炎症，但仍可检测到细胞因子水平的变化。

二、刺激原激活皮肤细胞

刺激原通过激活皮肤细胞、释放炎症介质等途径造成炎症反应。多种刺激物刺激表皮细胞并释放炎症介质，使其他炎症细胞聚集到反应局部皮肤而引发炎症。例如，二甲基亚砜可以引起肥大细胞脱颗粒，释放组胺等炎症介质，引起瘙痒、红斑、水肿反应；组胺引起毛细血管扩张和通透性增加，这有助于其他炎症细胞如中性粒细胞、吞噬细胞及炎症介质尽快到达皮损处；巴豆油可以刺激多形核白细胞游走，释放炎症介质和酶，引发炎症；氧化剂、还原剂、角质松解剂等可以激活角质形成细胞合成并释放IL-1α、IL-1β、TNF-α、GM-CSF 等多种细胞因子，这些因子可进一步直接造成细胞损伤，还可激活皮肤内的其他细胞如朗格汉斯细胞、肥大细胞、淋巴细胞释放炎症介质及细胞因子，如组胺、花生四烯酸、激肽、补体、氧化自由基等。这些物质共同造成了局部反应。这个过程可用图 4-1 表示，其中有很多环节目前仍不清楚。

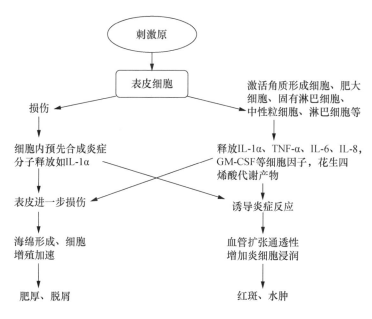

图 4-1 刺激物诱导皮肤炎症的可能机制

第3节 慢性刺激性接触性皮炎的可能机制

刺激原引发急性炎症，同时还会激活机体的修复系统。在去除刺激原后，机体的修复系统可以修复损伤的皮肤，使皮炎痊愈。刺激物造成角质形成细胞损伤、皮肤屏障破坏、透皮水分丧失量（transdermal water loss, TEWL）增加，进而引起角质形成细胞增生、过度角化及脂类合成增加。如果刺激原去除，皮肤屏障可以恢复，皮肤恢复正常。相反，如刺激原持续作用，机体损伤修复平衡被破坏，表皮角质形成细胞持续快速增生，过度角化，产生苔藓样变。这可能由以下原因导致：

1.诱导角质形成细胞产生 IL-6 和 IL-8，二者有促进表皮角质形成细胞增殖的作用。

2.引起细胞膜结构改变，细胞膜 cAMP 环化酶含量降低，cAMP 降低，可促进细胞分裂。

3.引起细胞间酶鸟氨酸脱羧（ornithine decarboxylation）水平升高，促进细胞增殖。

与急性刺激性皮炎的急性炎症不同，慢性刺激性皮炎以皮肤肥厚、干燥、脱屑、皮肤屏障破坏为主。不同刺激原造成刺激性皮炎的机制可能不同。慢性刺激性皮炎与皮肤修复功能的关系可用图4-2表示。

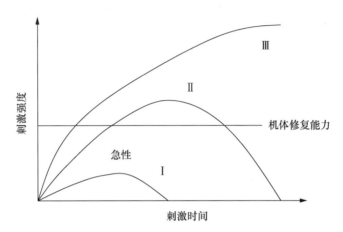

Ⅰ：短时间、低强度的刺激，未超过皮肤修复能力时，可以痊愈；
Ⅱ：高强度刺激暂时超过机体修复能力，但时间短，之后也有望恢复；
Ⅲ：长时间、高强度的刺激，超过皮肤修复能力，造成慢性炎症。

图 4-2　刺激强度、机体修复力与刺激时间对刺激反应的影响

推荐阅读　［1］Grsini E，Galli CL. Epidermal cytokines in experimetal contact dermatitis. Toxicology，2000，142：203-211.

［2］Parish WE. Chemical irritation and predisposing environmental stress（cold wind and hard water）. //Marks R，Plewig G. The environmental threat to the skin. London：Martin Dunitz，1991：185-193.

［3］Fisher LB，Maibach HI. Effect of some irritants on human epidermal mitosis. Contact Dermatitis，1975，1：273-276.

［4］Willis CM，Stephens CJM，Wilkinson JD. Differential effect of structurally unrelated chemical irritants on the density of proliferating keratinocytes in 48h patch test reactions. J Invest Dermatol，1992，99（4）：449-453.

［5］Marks F，Bertsch S，Fürstenberger G. Ornithine decarboxylase activity，cell proliferation，and tumour promotion in mouse epidermis in vivo. Cancer Res，1979，39（10）：4183-4188.

第5章
速发型接触性反应及光接触性皮炎的发病机制

一、分类

速发型接触性反应可分为免疫性机制引起的速发型接触性反应及非免疫性机制引起的速发型接触性反应。其中免疫性机制引起者为IgE介导的速发型超敏反应，属于2型炎症。非免疫性机制引起的速发型接触性反应的机制尚不完全清楚，类似于假性变态反应。有些反应是混合机制。

二、接触物

理论上讲，所有物质都可引起速发型接触性反应。目前国际上报告的可以引起本反应的接触物包括：天然橡胶、食品、动植物、药物、金属和其他化合物等几类。天然橡胶中的主要致敏原是橡胶蛋白，曾经是医务人员、兽医等穿戴天然乳胶手套引起速发型变态反应的常见原因。蔬菜、水果、海鲜、奶酪等食物，青霉素、阿莫西林、头孢菌素等药物，动物皮屑、皮毛、尿液、唾液等分泌物，饲料、农药、杀虫剂以及镍、铜、铂等金属均有引起本反应的报告。

三、发病机制

（一）非免疫性机制

非免疫性机制最常见，其发生机制目前还不清楚。可能由于接触物直接刺激肥大细胞，释放组胺及其他血管活性介质，也可能直接通过血管活性肽、乙酰胆碱、白介素、前列腺素等炎性介质对血管产生作用。不同物质的发病机制不同，如二甲基亚砜可以破坏血管，虽然有肥大细胞脱颗粒，但是抗组胺药不能抑制二甲基亚砜引起的反应，而口服或外用阿司匹林和非甾体抗炎药却可以抑制，表明前列腺素在反应中起到了重要的作用。实验证明，接触山梨酸及苯甲酸可以引起不伴随组胺的前列腺素 D_2 的释放。辣椒碱可以耗竭神经递质，抑制针刺试验，但不能减少非免疫性机制接触性荨麻疹的发生，表明本反应不通过神经递质起作用。

与免疫性速发型接触性反应不同，非免疫性速发型接触性反应一般没有系统症状。对有些反应，使用抗组胺药无效，而非甾体抗炎药可能有效。

（二）免疫性机制

根据 Gell 及 Cooms 对变态反应的分型，免疫性机制者是 I 型变态反应，属于 2 型炎症。发生过程如下：

1.变应原多通过呼吸道或消化道黏膜进入机体，也可通过皮肤接触进入机体。由于多数变应原分子大，多需要通过破损表皮才能进入机体。

2.变应原进入机体后，首先要由抗原提呈细胞处理变应原，然后将其提呈给 T 淋巴细胞，才能致敏。皮肤内的抗原提呈细胞为朗格汉斯细胞，黏膜组织内的抗原提呈细胞为巨噬细胞或树枝状细胞。抗原提呈细胞处理变应原后，携带变应原进入区域淋巴管网，在淋巴结的副皮质区与辅助性 T 细胞（helper T cell, Th）相遇，Th 细胞被活化后，变为活化的 Th2 细胞。2 型固有淋巴细胞等细胞分泌的 IL-4 能促进 Th 细胞向 Th2 细胞发育，使变态反应指向 2 型炎症。

3.Th2 细胞分泌 IL-4、IL-5、IL-6、IL-10 及 IL-13 等细胞因子，促进 B 淋巴细胞活化为浆细胞，从而产生大量 IgE。T 淋巴细胞释放细胞因子，特别是 IL-4 及 IL-13，对 B 淋巴细胞的激活有重要作用。IL-4 与 B 细胞表面的受体结合，引起细胞内的信号传导系统变化，导致 IgE 调控基因的表达。IL-4 是由 Th2 细胞、自然杀伤（NK）细胞、肥大细胞及嗜碱性粒细胞产生的一种糖蛋白，对 IgE 的生成有重要调节作用。研究已经证明抗 IL-4 抗体可以明显抑制 IgE 的合成，但不影响其他免疫球蛋白的合成。给被寄生虫感染的小鼠注射抗 IL-4 抗体可以消除寄生虫特异性 IgE 的产生。使用基因重组细胞外 IL-4 受体亚单位可以阻断 IL-4 与 IL-4 受体的结合，从而使感染了利氏曼原虫的小鼠产生一个以 Th1 细胞为主的 T 淋巴细胞反应，而不是应有的 Th2 细胞诱导的体液反应，结果使感染迁延。IL-13 由活化的 Th2 细胞及肥大细胞产生，其功能与 IL-4 相似，但不如 IL-4 强。IL-4 也可以与 IL-13 受体结合。IL-5 和 IL-6 可促进 IL-4 依赖的 IgE 合成。使用抗 IL-6 抗体可以抑制 IL-4 诱导的 IgE 产生。IL-12 可以促进 Th0 细胞向 Th1 细胞分化，从而抑制 IgE 的合成。IFN-γ 可以抑制 IL-4 诱导的 IgE 合成。

4. 变应原特应性 IgE 与肥大细胞或嗜碱性粒细胞表面的 IgE Fcε I 受体结合以后，相邻的两个特异 IgE—IgE Fcε I 受体复合体与相应变应原结合形成交联（或搭桥），激活细胞膜上的腺苷酸环化酶，使细胞膜环磷腺苷（cAMP）减少，信号传入细胞，在钙离子的作用下，引起肥大细胞脱颗粒，产生炎症反应。

5. I 型变态反应的效应细胞并非仅为肥大细胞或嗜酸性粒细胞，还有淋巴细胞、单核细胞、中性核白细胞、血小板等细胞参与。Th2 细胞在 B 淋巴细胞活化中起重要作用，同时 Th2 细胞还分泌一些因子直接引起肥大细胞及嗜酸性粒细胞脱颗粒。嗜酸性粒细胞释放的血小板活化因子不仅能进一步吸引嗜酸性粒细胞，还可引起血小板释放毒性物质，参与炎症反应。

（三）混合型机制

还有一些接触物引起的速发型接触性反应同时具备免疫性及非免疫性机制的特点。

推荐阅读　Li LF，Sujan SA，Li QX. Contact urticaria syndrome from occupational benzonitrile exposure. Contact Dermatitis，2004，50：377-378.

第2节 光接触性皮炎的发病机制

一、分类

光接触性皮炎分为光毒性反应及光变态反应两类，前者指由非免疫性机制引发的光敏感反应，在反应过程中无变态反应参与。后者的发病机制为变态反应。能够引起光敏感反应的物质称为光敏物质（photosensitizing substance）。

二、光毒性反应的发病机制

能够引起光毒性反应的接触物称为光毒性物质。其结构中能够吸收光的分子称为发色团或色基（chromophore）。发色团的吸收光谱与外界光源如紫外线、红外线或可见光的作用广谱一致时，发色团吸收光子，随后由基态变为兴奋态，称为兴奋状态的发色团。兴奋状态的发色团在由兴奋状态回到基态过程中，释放出热能或造成其他分子的能量转换，或自身发生光化学反应，使分子结构发生变化，导致炎症。具体可以分为以下几种情况：

1. 兴奋状态的发色团与靶部位直接相互作用 这种情况必须是发色团与靶部位之间联系紧密，如补骨脂素（psoralen）吸收 UVA 后，可通过共价键与 DNA 直接作用来破坏组织细胞。

2. 兴奋状态的发色团形成稳定的光毒性产物 如吩噻嗪类（phenothiazines）药物氯丙嗪（chlorpromazine）可通过光作用产生光毒性代谢物而直接破坏组织细胞。

3. 兴奋状态的发色团间接作用机制 又称为光动力学机制，可分为 I 型反应和 II 型反应：

（1）I 型反应：兴奋状态的发色团，通过电子转换还原产生自由基。自由基通过氧化还原反应产生过氧化物造成细胞损伤。

（2）II 型反应：兴奋状态的发色团把能量传递给氧，产生强氧化剂单价氧。单价氧导致氨基酸及不饱和脂肪酸氧化，造成细胞损伤。如经 UVA

照射，染料通过 Ⅱ 型反应机制产生单价氧造成蛋白质、DNA 及细胞膜损伤。由于单价氧可以通过细胞质扩散，故产生部位不一定是直接氧化损伤部位。

三、光变态反应的发病机制

能够引起光变态反应的物质称为光变应原。多数光变应原为卤代芳香碳水化合物类半抗原，经光照，可以发生一系列反应，最终与蛋白质等大分子物质结合成全抗原，在一定条件下致敏机体，通过细胞或体液免疫产生变态发应。由外源性光敏物质引发的光变态反应多为 UVA 引发的细胞介导的迟发型超敏反应，但也有少量速发型超敏反应的报告。

内源性物质也可经光照变为变应原，如光线性荨麻疹，系在光照后随即发生的暂时性红斑、风团反应。有些实验已经证明是 UVB 单纯引发的内源性光变态反应，难以找到外源性光敏物质。

推荐阅读　[1] Kochevar I. Phototoxicity mechanisms：Chlorpromazine photosensitized damage to DNA and cell membranes. J Invest Dermatol，1981，77：59-64.

[2] Moan J，Pettersen EO，Christensen T. The mechanism of photodynamic inactivation of human cells in vitro in the presence of haematoporphyrin. Br J Cancer，1979，39：398-407.

[3] Epling GA，Wells JL，Yoon UC. Photochemical transformations in salicylanilide photoallergy. Photochem Photobiol，1988，47：167-171.

[4] Giudici PA，et al. Experimental photoallergy to systemic drugs. J Invest Dermatol，1985，85：207-210.

[5] Horio T. Chlorpromazine photoallergy. Arch Dermatol，1975，111：1469-1471.

[6] Sams WM. Solar urticaria：Studies of the active serum factor. J Allergy Clin Immunol，1970，45：295-301.

[7] Lim HW. Abnormal responses to ultra viloate radiation：photosensitivity induced by exogenous agents. //Freedberg IM. Fitzpatrick's Dermatology in general Medicine. New York：McGraw Hill Health Professions Division，1999，1589-1597.

第6章
接触性皮炎与过敏性皮肤病及特应性皮炎的关系

第1节 接触性皮炎与过敏性皮肤病的交叉关系

一、概述

临床上，很多医生把皮炎称为"过敏性皮炎"。过敏性皮炎英文名称应为 allergic dermatitis，其实是变应性接触性皮炎即 allergic contact dermatitis 的简称。由于真正变态反应引起的接触性皮炎只占接触性皮炎病例中的一小部分，还有大量的接触性皮炎是由非变态反应机制引起的，即非过敏性接触性皮炎。因此，接触性皮炎与过敏性皮肤病之间既有交叉，又有很大不同，二者存在着相互交叉和相互促进关系。多年来，对接触性皮炎的理论及临床研究促进了过敏性皮肤病的发展，同样，对过敏性皮肤病的理论及临床研究也加深了人们对接触性皮炎的认识。

接触性皮炎与过敏性皮肤病的交叉关系见图 6-1。

二、非过敏性接触性皮炎

非过敏性接触性皮炎包括刺激性皮炎、非免疫性速发型接触性反应、光毒性皮炎及非免疫性非湿疹样接触性反应。

三、过敏性接触性皮炎

1. 变应性接触性皮炎 如染发皮炎、油漆皮炎、化妆品过敏性面部皮炎等是机体对外界某些物质过敏所引起的变态反应。其主要机制是 T 淋巴

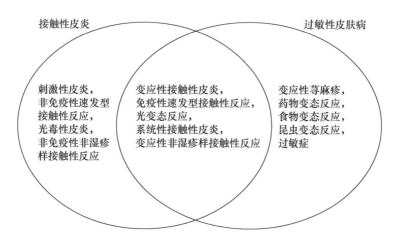

接触性皮炎　　　　　　　　　　　　　　　　　　过敏性皮肤病

刺激性皮炎，
非免疫性速发型
接触性反应，
光毒性皮炎，
非免疫性非湿疹
样接触性反应

变应性接触性皮炎，
免疫性速发型接触性反应，
光变态反应，
系统性接触性皮炎，
变应性非湿疹样接触性反应

变应性荨麻疹，
药物变态反应，
食物变态反应，
昆虫变态反应，
过敏症

图 6-1　接触性皮炎与过敏性皮肤病的交叉关系

细胞介导的迟发型超敏反应，B 淋巴细胞在发病中的作用不明，目前还在研究中。临床上主要用斑贴试验等进行检测。其对应的非变应性皮炎为刺激性皮炎。

2. 免疫性速发型接触性反应　是由 IgE 介导的 I 型变态反应引起的速发型接触性反应。临床可以表现为过敏性接触性荨麻疹、接触性荨麻疹综合征、接触性过敏性休克或蛋白质接触性皮炎等。临床诊断主要根据皮内试验检测变应原或用体外试验的方法检测患者血清中变应原特异性 IgE。其对应的非免疫性速发型接触性反应为：非免疫性接触性荨麻疹、非免疫性接触性荨麻疹综合征、过敏性休克样反应及非免疫性蛋白质接触性皮炎。这类患者变应原检测均为阴性。

3. 光变态反应　是由光变应原通过变态反应机制引起的光敏感反应，临床上可以用光斑贴试验方法检测可疑光变应原，相对应的非过敏性光敏感反应为光毒性皮炎，光斑贴试验阴性。

4. 系统性接触性皮炎　指对某种物质接触致敏后，再全身吸收该变应原引起的全身性反应，可以用斑贴试验检测相应变应原。临床上可表现为双手水疱性湿疹、泛发性湿疹、湿疹型药疹及发疹型药疹等。

5. 变态反应性非湿疹样接触性反应　表现多样，可表现为扁平苔藓样、多形性红斑样、紫癜样等多种皮疹，可疑变应原斑贴试验阳性。

第2节 接触性皮炎与过敏性皮肤病的相互促进关系

一、斑贴试验技术的应用

斑贴试验技术的应用使人们加深了对过敏性皮肤病的认识。比如药疹可能是药物变态反应，也可能不是药物变态反应。如果通过斑贴试验发现患者对可疑药物呈阳性反应，则该药疹可能为药物变态反应性药疹。由于斑贴试验是在体试验，受试者再接触小剂量可疑变应原而造成皮损，因此实际上是一种皮肤激发试验。其阳性结果说明我们已经找到了该变应原，并证实其可以在敏感者引发皮疹。历史上已经有很多病因不明的皮肤病经过斑贴试验发现为变态反应，这开阔了我们对皮肤变态反应临床表现多样性的认识。

二、变应原检测

对皮肤变态反应的研究也大大促进了接触性皮炎的发展。比如皮内试验起初是用来检测过敏性鼻炎或哮喘的变应原的，其在接触性皮炎领域中的应用使人们发现了速发型接触性反应。体外试验最初主要用于药物变态反应研究，目前在变应性接触性皮炎方面也取得了很大成功。关于季节性面部皮炎、Ⅰ型变态反应的研究发现花粉等吸入变应原可以引起面部接触性皮炎等。

三、临床注意事项

接触性皮炎与皮肤变态反应之间既有不同之处，又有交叉，两者相互促进。在临床上，我们一方面要充分利用接触性皮炎及皮肤变态反应的理论及方法研究皮肤病，提高诊治水平，又要避免扩大化，避免把非过敏性皮肤病当作过敏反应来诊治。

第 3 节　接触性皮炎与特应性皮炎的关系

一、理论争议

接触性皮炎与特应性皮炎之间的关系争论已久。20 世纪 70—80 年代，研究显示特应性皮炎患者不容易发生变应性接触性皮炎，特应性皮炎对接触变应原的敏感度下降。支持这一观点的核心理论学家认为，特应性皮炎患者不容易产生迟发型超敏反应，这是由于 Th1 细胞免疫的相对缺陷，特应性皮炎 2 型炎症 Th2 优势会抑制 Th1 反应，而特应性皮炎的皮肤屏障功能障碍容易诱导 Th2 优势反应。

二、接触性皮炎可类似于特应性皮炎

根据前述迟发型超敏反应的发病机制，变应性接触性皮炎除了经典的迟发型超敏反应（a 型）表现 Th1 优势的 1 型炎症外，还可以由非经典的迟发型超敏反应（b 型）介导，形成 Th2 优势的 2 型炎症。变应性接触性皮炎的临床表现也是湿疹样损害，因而容易误诊为特应性皮炎，血清 IgE 水平升高，变应原特异性 IgE 阳性，甚至出现过敏性鼻炎等表现。明确诊断非常重要，可以去除病因。

三、特应性皮炎与刺激性皮炎

特应性皮炎与刺激性皮炎可以互为因果。一方面，刺激性皮炎可以破坏皮肤屏障，增加变应原致敏机体诱导 2 型炎症的机会。另一方面，皮肤微生物定植增加也会进一步破坏皮肤屏障，诱导炎症及免疫失衡。特应性皮炎患者皮肤屏障功能障碍，使皮肤更易吸收刺激物和变应原及增加皮肤微生物的定植，反过来这又会导致皮肤屏障的进一步破坏，加剧了变应原渗透的风险。特应性皮炎的 Th2 细胞因子削弱了抗菌肽对病原体的反应，这与屏障的破坏相结合，增加了病原体的皮肤渗透，进一步加剧皮肤屏障功能障碍及免疫失衡。

临床研究已经观察到特应性皮炎患者皮肤对某些化学物质的渗透增加。一项研究显示，与20名正常对照组相比，1%十二烷基硫酸钠（一种常见刺激物表面活性剂）在20名特应性皮炎患者外观正常无皮损皮肤的透皮吸收增加。另一项研究发现特应性皮炎患者的尿液中润肤剂常见的变应原如对羟基苯甲酸酯和邻苯二甲酸酯代谢物水平升高。

四、特应性皮炎与变应性接触性皮炎

特应性皮炎的炎症级联反应主要由 $CD4^+$ Th2 细胞介导。特别是在急性期，Th2 炎症反应包括 IL-4、IL-5 和 IL-13 升高、嗜酸性粒细胞和肥大细胞趋化以及产生变应原特异性 IgE。Th2 炎症反应已被证明可以诱导获得性聚丝蛋白缺乏，在皮损和非皮损皮肤中聚丝蛋白分子的表达均降低，导致皮肤屏障功能障碍。随着时间的推移，特应性皮炎最终进展至以 Th1 和 Th22 细胞因子为主要标志的慢性期，主要由 IL-12 和 IFN-γ 介导。在这种进展状态下，特应性皮炎免疫系统已准备好参与逐渐升高的 Th1 介导的炎症反应，增加了接触致敏的可能性。

在变应性接触性皮炎中，炎症反应是不统一的，往往取决于变应原。如对镍变应性接触性皮炎的研究表明其反应由 Th1、Th17 和 Th2 通路介导，而橡胶和香料变应性接触性皮炎主要由 Th2 通路介导。相反，高致敏剂漆酚导致的变应性接触性皮炎是一种更直接、细胞毒性的方式诱导的超敏反应。每种变应原炎症反应的异质性为特应性皮炎致敏率的差异提供了一个合理的解释。

研究显示，特应性皮炎成人和儿童患者与非特应性皮炎成人和儿童相比，接触性敏感的患病率没有显著性差异。有特应性皮炎个人史或家族史的以色列患儿与没有特应性皮炎个人史或家族史者相比，斑贴试验（包括全部变应原和特异性变应原）阳性率没有差异。罹患特应性皮炎与非特应性皮炎的丹麦患者斑贴试验阳性率类似。然而，其他研究发现非特应性皮炎的患者较特应性皮炎患者变应性接触性皮炎发生率更高。通过比较特应性皮炎儿童和非特应性皮炎儿童的斑贴试验结果发现，非特应性皮炎儿童的变应性接触性皮炎患病率显著升高，对某些变应原的致敏率显著升高。

但是一项横断面研究显示，在丹麦特应性皮炎患儿中，30%至少1项斑贴试验阳性，17% 1项或多项之前未被承认的相关接触过敏，最常见的是金属。在8%的儿童中发现了针对护肤品常见成分的变应性接触性皮炎。特应性皮炎的严重程度与变应性接触性皮炎的发生有显著相关性。虽然研究结果对二者之间的统计学意义存在争议，但特应性皮炎患者的高阳性率斑贴试验反应表明变应性接触性皮炎是特应性皮炎人群中一种真实且不罕见的共病。目前的流行病学和实验研究无法解释所有可能影响二者关系的因素，尽管如此，在临床实践中变应性接触性皮炎似乎是特应性皮炎的潜在加重因素。特应性皮炎患者如怀疑有伴随变应性接触性皮炎，应进行斑贴试验进行验证。

特应性皮炎患者对某些接触变应原的致敏率与非特应性体质者类似，甚至增加。在特应性皮炎患者中，常见的接触变应原包括羊毛脂、防腐剂、金属（如镍、铬和钴）、抗生素（如新霉素和杆菌肽）、倍半萜内酯混合物、菊科复合物和香料等，多来源于特应性患者常用的个人护理和外用处方药物。一项回顾性研究显示，患有特应性皮炎的荷兰儿童对羊毛脂和香料的敏感率明显增高。另一项回顾性分析发现，对羊毛脂反应阳性的患者有特应性病史的可能性更大。有研究显示，与对照组患者相比，特应性皮炎患者对其治疗产品中常见的某些变应原［包括羊毛脂、香料混合物Ⅱ、布地奈德、替可的松、杆菌肽和氯己定（洗必泰）］的斑贴试验阳性反应率明显升高。值得注意的是，虽然这些研究显示急性期特应性皮炎是多重敏感的危险因素，但是特应性皮炎与非特应性皮炎患者之间斑贴试验阳性结果的数量并无显著性差异，进一步说明特应性皮炎对变应性接触性皮炎不具备保护性。对美国儿童的回顾性研究显示，特应性皮炎患者对椰油酰胺丙基甜菜碱（CAPB）、羊毛醇、羊毛脂、氢化可的松三甲基乙酸盐有更高的敏感性，但对其他变应原如甲基异噻唑啉酮、钴、铬等的敏感率较低。对意大利儿童的研究显示，特应性皮炎患儿对重铬酸钾、菊科植物混合物和分散蓝的斑贴试验阳性反应发生率更高。一项横断面研究显示，26.8%的特应性皮炎患儿合并变应性接触性皮炎，最常见的变应原是羊毛脂、重铬酸钾和硫酸镍。有手和（或）足湿疹的患者更易患变应性接触性皮炎。特应性皮炎患者对于甲醛释放型防腐剂和表面活性剂如 CAPB 敏感性增高。所以特应性皮炎患者应该预防性地避免接触这些特定的变应原。

五、接触性皮炎可能被误诊为特应性皮炎

有些接触性皮炎的临床表现与特应性皮炎相似，从而被误诊为特应性皮炎。这种病例报告很多。接触性皮炎的治疗必须去除病因，因此不容忽视。切记，符合特应性皮炎诊断标准的慢性皮炎不一定是特应性皮炎。

推荐阅读　［1］Sergoynne L，Mertens M，Dendooven E，et al. Allergic contact dermatitis，mimicking atopic dermatitis，associated with the use of essential oils in "home-made" cosmetics and aromatherapy diffusers. Contact Dermatitis，2020，83（4）：311-313.

［2］Mohamoud AA，Andersen F. Allergic contact dermatitis caused by textile dyes mimicking atopic dermatitis. Contact Dermatitis，2017，76（2）：119-120.

［3］Aerts O，Cattaert N，Lambert J，et al. Airborne and systemic dermatitis，mimicking atopic dermatitis，caused by methylisothiazolinone in a young child. Contact Dermatitis，2013，68（4）：250-251.

［4］Oiso N，Ota T，Yoshinaga E，et al. Allergic contact dermatitis mimicking atopic dermatitis due to enoxolone in a topical medicament. Contact Dermatitis，2006，54（6）：351.

［5］Deschamps T，Nosbaum A，Delcroix F，et al. Long-lasting allergic contact dermatitis to methylisothiazolinone misdiagnosed as atopic dermatitis. Eur J Dermatol，2019，29（1）：100-101.

［6］Czarnobilska E，Obtulowicz K，Dyga W，et al. A half of schoolchildren with 'ISAAC eczema' are ill with allergic contact dermatitis. J Eur Acad Dermatol Venereol，2011，25（9）：1104-1107.

［7］Silverberg JI，Hou A，Warshaw EM，et al. Prevalence and Trend of Allergen Sensitization in Adults and Children with Atopic Dermatitis Referred for Patch Testing，North American Contact Dermatitis Group Data，2001-2016. J Allergy Clin Immunol Pract，2021，9：2853.

［8］Jakasa I，De Jongh CM，Verberk MM，et al. Percutaneous penetration of sodium lauryl sulphate is increased in uninvolved skin of patients with atopic dermatitis compared with control subjects. Br J Dermatoly，2006，155（1）：104-109.

［9］Jacob SE，McGowan M，Silverberg NB，et al. Pediatric contact dermatitis registry data on contact allergy in children with atopic dermatitis. JAMA Dermatol，2017，153（8）：765-770.

［10］McKenzie C，Silverberg JI. The prevalence and persistence of atopic dermatitis in urban United States children. Ann Allergy Asthma Immunol，2019，123（2）：173-178. e1.

［11］Wentworth AB，Yiannias JA，Keeling JH，et al. Trends in patch-test results and allergen changes in the standard series：a Mayo Clinic 5-year retrospective review（January 1，2006，to December 31，2010）. J Am Acad Dermatol，2014，70（2）：269-75.

［12］Silverberg JI，Hou A，Warshaw EM，et al. Prevalence and trend of allergen sensitization in adults and children with atopic dermatitis referred for patch testing，North

American Contact Dermatitis Group Data，2001-2016. J Allergy Clin Immunol Pract，2021，9（7）：2853-2866.e14.

［13］Rees J，Friedmann PS，Matthews JN. Contact sensitivity to dinitrochlorobenzene is impaired in atopic subjects：controversy revisited. Arch Dermatol，1990，126（9）：1173-1175.

［14］Herro EM，Matiz C，Sullivan K，et al. Frequency of contact allergens in pediatric patients with atopic dermatitis. J Clin Aesthet Dermatol，2011，4（11）：39-41.

［15］Thyssen JP，Linneberg A，Engkilde K，et al. Contact sensitization to common haptens is associated with atopic dermatitis：new insight. Br J Dermatol，2012，166（6）：1255-1261.

［16］Hamann CR，Hamann D，Egeberg A，et al. Association between atopic dermatitis and contact sensitization：A systematic review and meta-analysis. J Am Acad Dermatol，2017，77（1）：70-78.

［17］Borok J，Matiz C，Goldenberg A，et al. Contact dermatitis in atopic dermatitis children-past，present，and future. Clin Rev Allergy Immunol，2019，56（1）：86-98.

［18］Malajian D，Belsito DV. Cutaneous delayed-type hypersensitivity in patients with atopic dermatitis. J Am Acad Dermatol，2013，69：232.

第7章
变应性接触性皮炎的分类及临床表现

第1节 概 述

变应性接触性皮炎（allergic contact dermatitis）即一般所指的接触性皮炎，是由敏感个体再次接触变应原引起的皮肤迟发型超敏反应。临床多表现为湿疹样，但多形性红斑样、扁平苔藓样及色素改变等均可发生。曾经称为变应性湿疹样接触性皮炎（allergic eczematous contact dermatitis）、中毒性皮炎（dermatitis venenata）、接触性湿疹（contact eczema）及工业性皮炎（industrial dermatitis）等。

第2节 经典变应性接触性皮炎

一、发病机制

经典变应性接触性皮炎的发病机制为Ⅳ型变态反应，属于1型炎症。变应原虽然在自然界中广泛存在，但只在少数敏感个体中发病。个体必须与变应原有一段时间（可达几年）的接触方能产生致敏，这个过程称为致敏期，一般为3天至数年。一旦致敏，机体再遇到哪怕很微量的变应原，也可以发病（详见第3章第2节）。

二、临床表现

经典变应性接触性皮炎通常发生在接触部位，一般表现为湿疹样损害。轻者为边界清楚的淡红斑、稍有水肿，表面可有针尖至粟粒大小的丘疹。

重者可有明显的红斑、肿胀，在此基础上出现密集丘疹、水疱甚至大疱。可继发糜烂、渗液、结痂，如继发感染可以有脓疱。

组织疏松部位（如面部、眼睑、口唇、阴部）的变应性接触性皮炎，可以表现为边界不清的弥漫性肿胀，皮纹消失。例如染发过敏的临床表现为眼睑及面部弥漫肿胀，颇似血管性水肿。

变应性接触性皮炎发生部位一般与接触部位一致，但气体、粉尘等气源性接触变应原则不一定限于外露部位，也可以发生在腋窝、腹股沟、腰腹部。这是由于衣物沾染了变应原，再加上出汗、摩擦等因素，变应原更容易在屈侧和皱褶部位被吸收。

搔抓等还可以将变应原带到其他部位引起发疹，如指甲油引起的眼睑皮炎。

变应原全身吸收后也可以在远隔部位产生皮疹。自觉症状一般为瘙痒，也可有烧灼感或痛感。少数还可出现面色苍白、发热、恶心等全身症状。

除湿疹样反应外，变应性接触性皮炎还可以表现为多形性红斑样、扁平苔藓样、发疹样皮疹样以及色素改变等。

三、经典变应性接触性皮炎发展三部曲

变应性接触性皮炎的发展过程可以分为 3 个阶段：

1. 限局性皮炎　皮炎只发生在变应原与皮肤接触的部位。皮损形状与接触形式一致，如膏药引起的皮炎常呈方形；植物接触性皮炎常呈线状等。

2. 皮损沿着淋巴管向邻近皮肤扩展　皮损超出接触部位，在周围出现皮损，这是变应原沿着淋巴管扩散的结果。

3. 泛发性湿疹或系统性接触性皮炎　皮炎反复发生后，变应原可以通过血液播散引起泛发性皮损或系统性接触性皮炎。

四、经典变应性接触性皮炎的预后

（一）痊愈难

急性变应性接触性皮炎如果能够完全去除变应原，一般在数日内痊愈。但是由于多数环境变应原广泛存在，我们研究发现能够痊愈的变应性接触性皮炎仅在50％左右。

（二）持续发作

如果持续反复接触变应原，则皮损反复发作会转为慢性肥厚性损害，迁延难愈。

（三）类似于特应性皮炎

如果持续反复接触变应原，则皮损反复发作还会出现特应性皮炎样损害。

（四）泛发性湿疹或系统性接触性皮炎

如果持续反复接触变应原，则变应原可能会全身吸收，导致泛发性皮损或系统性接触性皮炎。

五、经典变应性接触性皮炎的变应原

（一）概述

接触变应原多是小分子半抗原，分子量小于500道尔顿。目前国际上已经报告了4000多种接触变应原。理论上任何接触皮肤的物质均可以引发过敏，只不过变应原性有强弱之分。染发剂中的对苯二胺、抗组胺药和漆树中的漆酚均是强变应原，多数接触者均可以发病。其他弱变应原则需在易感者长期反复接触后致敏。许多物质已被证明为常见的变应原，如染料、油类、树脂、煤焦油衍生物及织物、橡胶、化妆品、杀虫剂中的化合物；动物、细菌、真菌、寄生虫、昆虫等的产物、组织及体液；某些植物及药物等。

（二）常见致敏物质及变应原

常见人体各部位的接触性致敏物质见表 7-1。常见致敏物质中的变应原见表 7-2。

表 7-1　常见人体各部位的接触性致敏物质

部位	常见接触性致敏物质
头皮	染发剂、香波、发胶、外用药
面部	染发剂、面霜、香水、防晒霜、外用药、眼镜、帽子、气源性变应原（如花粉、粉尘）
口唇	食物、药物、口红、习惯性或偶尔含在或咬在口中的物质（如铅笔头、发卡）
颈肩部	首饰、衣物、乳罩带
眼部	化妆品、药物、指甲油、气源性变应原、滴眼液
耳	化妆品、耳环、外用药、眼镜腿
胸骨上方	项链上的金属、饰物等
躯干	化妆品、衣物、饰物、松紧带
脐部	皮带扣
腋部	除嗅剂、脱毛剂、浴液、外用药、衣物
腰部	内衣、游泳衣、松紧带
会阴部	粪尿、卫生巾、化妆品、药物
臀部	坐垫、衣物、凳子、椅子、内衣
手部	水、洗涤剂、植物、食物、职业接触物
腿部	衣物、浴液、椅子
足部	鞋、袜、外用药
全身性	衣物、浴液、外用药、按摩乳

表 7-2　常见接触性致敏物质中的主要变应原

接触性致敏物质	主要变应原
染发剂	对苯二胺
香波等化妆品	香精、防腐剂、乳化剂
外用药	主要药物成分或其基质
眼镜框	镍

续表

接触性致敏物质	主要变应原
帽子	橡胶添加剂、染料、皮革
首饰	镍、胶、染料
皮带扣、乳罩扣	镍
松紧带	橡胶添加剂、染料
鞋	铬、镍、对苯二胺
胶皮手套	橡胶添加剂
皮革制品	重铬酸钾、染料

第3节　非经典变应性接触性皮炎

一、Ⅳb 亚类

Ⅳb 亚类系非经典的迟发型超敏反应之一。由 Th2 细胞及嗜酸性粒细胞介导，主要细胞因子包括 IL-4、IL-5 和 IL-13，在炎症反应分型中属于 2 型炎症。临床表现为湿疹，可以类似于特应性皮炎。

二、Ⅳc 亚类

Ⅳc 亚类系非经典的迟发型超敏反应之一。由细胞毒性 CD8[+]T 细胞、Fas、穿孔素（perforin）、颗粒酶（granzyme）B 介导。临床表现为大疱性发疹，如 Stevens-Johnson 综合征或中毒性表皮坏死松解症（toxic epidermal necrolysis，TEN）样，以大面积角质形成细胞凋亡为特征。

三、Ⅳd 亚类

Ⅳd 亚类也系非经典的迟发型超敏反应之一。由细胞毒性 CD8[+]T 细胞及中性粒细胞介导。重要细胞因子为 IL-8 及粒细胞-巨噬细胞集落刺激因子（granulocyte-monocyte colony-stimulating factor，GM-CSF）。临床表现为脓疱性发疹。

四、混合亚类

临床表现为几种亚类并存的现象。

推荐阅读　［1］Nassau S，Fonacier L. Allergic Contact Dermatitis. Med Clin North Am，2020，104（1）：61-76.

［2］Woodruff CM，Trivedi MK，Botto N，et al. Allergic Contact Dermatitis of the Vulva. Dermatitis，2018，29（5）：233-243.

［3］Encabo Durán B，Romero-Pérez D，Silvestre Salvador JF. Allergic Contact Dermatitis Due to Paraphenylenediamine：An Update. Actas Dermosifiliogr，2018，109（7）：602-609.

［4］Zirwas MJ. Contact Dermatitis to Cosmetics. Clin Rev Allergy Immunol，2019，56（1）：119-128.

［5］Li Y，Li L. Contact Dermatitis：Classifications and Management. Clin Rev Allergy Immunol，2021，61（3）：245-281.

［6］Li LF，Liu G，Wang J. Prognosis of unclassified eczema：a follow-up study. Arch Dermatol，2008，144（2）：160-164.

第8章
刺激性接触性皮炎的分类及临床表现

第1节 概　述

一、概念

刺激性接触性皮炎（irritant contact dermatitis，ICD）又称为刺激性皮炎（irritant dermatitis）、皮肤刺激（cutaneous irritation）、原发性刺激（primary irritation），指外界物质通过非免疫性机制介导的皮肤炎症反应。刺激性皮炎非常常见，临床上却极少诊断，多数被笼统诊断为"湿疹"甚至"过敏性皮炎"。

二、分类

刺激性接触性皮炎的临床表现可以分为几种类型：

1. 化学烧伤（chemical burns）　是由强酸、强碱等腐蚀性物质引起的急慢性严重皮肤损害。多数接触部位皮肤在数分钟内出现痛性红斑，并迅速发生水疱及坏死。

2. 刺激性反应（irritant reactions）　指轻微皮肤损伤，无需治疗，及时中止刺激原接触可以很快痊愈。临床以下列一种或多种表现为特征：①干燥脱屑；②发红，初为毛囊口红点，以后发展为红斑；③水疱；④脓疱。

3. 急性刺激性接触性皮炎（acute ICD）　接触刺激原后数小时内出现的急性皮炎，临床表现变化很大，可以与变应性接触性皮炎难以区别，经常被误诊为变应性接触性皮炎。但无典型的多样性皮损，即同时存在斑疹、丘疹及水疱等，常表现为弥漫性干燥性红斑、脱屑。急性渗出性 ICD 则表现为红斑、水肿和水疱。自觉有烧灼感，而痒感轻。

4. 迟发性急性刺激性接触性皮炎（delayed acute ICD） 有些化学物质在接触 8 ～ 24 h 后方引起炎症反应，也称为迟发性急性刺激性皮炎，更难与变应性接触性皮炎鉴别。

5. 慢性刺激性接触性皮炎（chronic ICD） 又称为累积性刺激性皮炎（cumulative irritant dermatitis），指慢性不愈的湿疹样损害，持续 6 周以上，仔细检查不能发现接触变应原，却发现与接触水、洗涤剂、化学溶剂、刺激性食物及其他已知轻、中度的刺激物有关。多见于手部，皮疹为干燥、脱屑性红斑、肥厚、角化及皲裂，一般无水疱。

6. 主观刺激性反应（subjective irritation）**或感觉性刺激**（sensorial irritation） 指皮肤接触某种物质后产生的疼痛、瘙痒等反应，但不见皮损或仅见皮肤细小脱屑。最常见于使用化妆品的女性，患者往往对任何一种化妆品均有反应，称为化妆品不耐受。

7. 乏脂性刺激性皮炎（asteatotic irritant dermatitis） 又名干燥性湿疹样疹（exsiccation eczematid）、冬季湿疹（winter eczema）及裂纹性湿疹（eczema craquelé）。系外部原因如空气干燥、寒冷或摩擦等造成的皮肤干燥基础上的湿疹样改变。

8. 气源性刺激性皮炎（airborne ICD） 系由粉尘、玻璃纤维、溶剂、喷雾等造成的刺激性皮炎。

9. 摩擦性皮炎（frictional dermatitis） 指皮肤长期反复摩擦造成的肥厚、角化性湿疹。

10. 其他 此外，还可以出现毛囊炎性发疹、痤疮样发疹、粟粒疹样发疹、斑秃、肉芽肿、色素改变等。

推荐阅读 Patel K，Nixon R. Irritant Contact Dermatitis-a Review. Curr Dermatol Rep，2022，7：1-11.

第2节 化学烧伤

一、定义

由强酸、强碱等腐蚀性物质引起的严重急、慢性皮肤损害称为化学烧伤。

二、常见刺激原

化学烧伤常见的酸类物质有硫酸、硝酸、盐酸、碳酸等；强碱类物质有苛性碱、石灰碱等；此外，还有水泥、胺、硬化剂等固体物以及有机磷、无机磷等。

三、临床表现

接触部位皮肤在数分钟内出现痛性红斑，并迅速发生水疱及坏死。有时也可出现风团。皮损形态特别，痛感明显。除酸碱外，水泥、胺、硬化剂等固体物的慢性刺激也可引起坏死性损害。本病一般病史明确，皮损以形态特别、不能以常见皮肤病解释为特征，但也有容易误诊者。如我们曾见到一位年轻女性，在自配自用高锰酸钾溶液过程中，高浓度液体溅到腿上，产生的皮损恰似"虫咬皮炎"，为粟粒至绿豆大小风团性丘疹，中心有针尖大小坏死、血痂。

强碱类烧伤常见于苛性碱、石灰碱的烧伤。由于强碱能皂化组织，析出组织水分，溶解组织蛋白，对组织的破坏力较强。除立即作用外，强碱还可使烧伤逐渐变深。

强酸可使组织凝固，形成焦痂，焦痂可防止向深部组织侵蚀。焦痂的颜色有诊断意义。如黄色痂为硝酸烧伤，黑色或棕黑色痂为硫酸烧伤，白色或灰黄色痂为盐酸或碳酸烧伤等。

有机磷由于可以自燃，产生高热，附在皮肤上可造成严重的皮肤烧伤。燃烧的烟雾（五氧化二磷粉末）吸入呼吸道可引起肺水肿。创面吸收无机磷，可以引起严重肝肾毒害，危及生命。

第 3 节　刺激性反应

一、定义

轻微的皮肤刺激损伤尚未达到皮炎的程度称为刺激性反应。

二、常见刺激原

常见刺激原包括：水、盐类（如氯化钙、镁离子）、清洗剂（肥皂、表面活性剂）、工业润滑剂、氨水、乙醇、二甲基亚砜、过氧化氢，某些植物如大蒜、洋葱、菠萝，以及动物体液等。

三、临床表现

皮损表现单一，并以下列一种或多种表现为特征：

1. 干燥脱屑。

2. 皮肤发红，初为毛囊口红点，以后发展为红斑。

3. 水疱。

4. 脓疱。

本反应被认为是皮炎的前奏，多见于反复接触上述物质的人。如理发师常接触水及洗护用品，在手背部出现干燥、脱屑、皲裂皮损。

本病预后较好，及时中止接触，适当使用护肤霜可以痊愈。但有些人持续反复刺激会发展为刺激性皮炎，刺激性反应如何发展成为皮炎目前尚不清楚。

第4节　急性刺激性接触性皮炎

一、定义

急性刺激性接触性皮炎是刺激原造成的急性皮肤炎症。是否发病与刺激原的强度、剂量和刺激时间有关。足够量和足够强的刺激几乎可以使所有接触者发病。

二、常见刺激原

常见刺激原包括：水、肥皂、洗涤剂、消毒剂、酸、碱、氨、砷、硅化钙、水泥、环氧树脂、甲醛、巴豆油、锯末、银、煤油、二甲基亚砜、辣椒素、乳酸、硫酸镍、重铬酸钾、纸张、蒽林、维甲酸、植物汁液、动物体液等。

三、临床表现

临床表现变化很大，有时与变应性接触性皮炎难以区别，经常被误诊为变应性接触性皮炎。与变应性接触性皮炎不同的是，急性刺激性接触性皮炎无典型的多样性皮损，即不会同时存在斑疹、丘疹及水疱等。急性刺激性接触性皮炎的皮疹往往是分批出现的，多数表现为弥漫性干燥性红斑、脱屑。但有些刺激原如酸、碱、腐蚀性化学物质、刺激性植物汁液等也引起急性渗出、水疱、大疱性皮炎。

皮损边界清楚，与接触部位完全一致，不会扩展到接触部位之外。

去除刺激原后，急性刺激性接触性皮炎往往很快消失，但也可持续数月不愈。蒽林在银屑病斑块周围引起的红肿，维甲酸引起的皮肤脱屑，胶布引起的红肿，尿布引起的尿布皮炎以及灰尘及蒸汽引起的气源性刺激性皮炎（如石灰石粉尘引起的皮肤红斑及脱屑）等等，以上多为急性刺激性接触性皮炎。

皮肤有烧灼感，痛痒而痒感轻。

急性渗出性刺激性接触性皮炎也很常见，如有人用龙舌兰鲜草揉搓皮肤治疗关节疼，结果 1 ～ 4 h 后局部出现红斑、水肿、水疱。有人用鲜白头翁、杨子毛茛等外用治疗关节炎，结果也发生了刺激性皮炎，表现为红斑、水肿、大疱。有人外用维甲酸、水杨酸等皮肤出现干燥、脱屑、刺痛感，则是常见的干燥性急性刺激性皮炎。

有些化学物质在接触 8 ～ 24 h 后方引起炎症反应，有人称其为**迟发性急性刺激性接触性皮炎**，更难与变应性接触性皮炎鉴别。

急性刺激性接触性皮炎与变应性接触性皮炎的鉴别要点见表 8-1。

表 8-1　急性刺激性接触性皮炎与变应性接触性皮炎的鉴别

急性刺激性接触性皮炎	变应性接触性皮炎
单纯瘙痒少见，一般有痛痒感或烧灼感	瘙痒明显，少痛感或烧灼感
表皮干燥、细小起皱是其特征性表现	红斑为隆起性，可触及并可以有水疱大疱
可以与变应性接触性皮炎完全相同，不同的是出现脓疱、坏死、紫癜及溃疡，皮损边界极清，与刺激原形状一致	边界不清，可沿淋巴管扩展超出接触部位
皮疹消退快，持续小于 4 天	皮损 3 ～ 4 天达到高峰，持续超过 4 天
刺激原浓度呈梯度变化时，反应程度不呈梯度变化，有阈值	反应随变应原浓度呈梯度变化

第 5 节　慢性刺激性接触性皮炎

一、定义

慢性刺激性接触性皮炎又称为累积性刺激性皮炎（cumulative irritant dermatitis），指慢性不愈的湿疹样损害，持续 6 周以上，仔细检查不能发现接触变应原，却发现与接触水、洗涤剂、化学溶剂、刺激性食物及其他已知轻、中度的刺激物有关，可以诊断为本病。

二、常见刺激原

常见刺激原包括：水、肥皂、洗涤剂、工业清洗剂、胶、漆、植物汁液、氧化还原剂、动物体液（组织）、杀虫剂等农药、水泥、石灰石、木材防腐剂、甲醛、漂白剂及酸碱等。

不同人群常见的接触性刺激原见表 8-2。

表 8-2　不同职业人群常见的接触性刺激原

职业	常见刺激原
家政	水、洗涤剂、水果、蔬菜、橡胶手套、肉类
农业	土壤、水、农药、化肥、植物
建筑业	水、水泥、砖、漆、胶、染料、木材
办工	水、纸张、胶水
食品工业	水、洗涤剂、水果、蔬菜、肉类
机械加工	金属、金属工作液、清洗剂
美容美发业	水、洗发液、染发液、冷烫精、橡胶手套
清洁工	水、肥皂、洗涤剂、橡胶手套
医护人员	水、肥皂、橡胶手套
化学工业	水、酸、碱、盐、有机溶剂、甲醛
汽车修理	水、洗涤剂、汽油、有机溶剂
一般人群	水、肥皂、洗浴用品、化妆品、食品

三、临床表现

本病多见于手部，皮疹为干燥、脱屑性红斑、肥厚、角化及皲裂，一般无水疱。但由于本病多与接触性过敏并存，诊断比较困难。易发本病的人群有屠夫、清洁工、厨师、建筑工、牙医、渔民、理发师、修理工、园艺师、护士及印刷工等。本病多由日积月累的微小皮肤刺激累积引起，也可由反复发作的急性刺激性接触性皮炎所致，但与急性刺激性接触性皮炎不同的是，其发生与否与个人因素关系较大。

第 6 节　主观刺激性反应

一、定义

皮肤接触某种物质后产生的疼痛、瘙痒等反应，但不见皮损或仅见皮肤细小脱屑，机制不明。目前认为本病与皮肤屏障受损及神经高反应性有关，因而又称为感觉性刺激（sensorial irritation）。

二、常见刺激原

常见刺激原包括化妆品或者药品中的防腐剂、香料和一些化学物质，如丙二醇、苯甲酸、过氧化苯甲酰、山梨酸、维甲酸等。

三、临床表现

本病最常见于使用化妆品的女性，患者往往对任何一种化妆品均有反应，似乎不能使用任何化妆品，又称为化妆品不耐受。皮肤接触某种物质后产生的刺痛、瘙痒或烧灼感等反应，但不见皮损或仅见皮肤细小脱屑。乳酸等刺激原可重复这种反应，乳酸刺痛试验可作为评价指标之一。

第 7 节　摩擦性皮炎

一、定义

摩擦性皮炎是由机械摩擦因素造成的皮肤刺激性皮炎。

二、临床表现

急性反应表现为皮肤擦伤，如穿不合脚的鞋造成的足腕部或足背的擦伤。本病表现为红斑、轻度脱屑及疼痛，严重者可以表皮脱落，露出鲜红色糜烂面、渗液及结痂，还可以表现为紫癜及淤斑等。慢性机械性皮炎则往往被人们所忽视。

慢性摩擦可以造成皮肤过度角化及皮炎。如图书馆工作人员或复印工人经常接触干燥的纸张，打字员频繁接触键盘，最终造成指腹的角化、干燥及轻度裂隙。有些被误诊为"手癣"。美国报告的"黑踵病""划船者臀"以及日本报告的"摩擦性黑变病"，均被认为由机械创伤所致。

机械摩擦可以致皮炎的概念，对皮肤病的预防及治疗均有较大意义。

第8节 其 他

除上述所述类型外，由皮肤刺激因素产生的皮肤损害还有毛囊炎性发疹，痤疮样发疹，粟粒疹样发疹，斑秃、肉芽肿、色素改变等。如一中年女性，在用某种洗发液后发生脱发，诊断为"斑秃"，在再次使用该洗发液时又发生了脱发，才发现系由接触洗发液引起。这类接触性皮炎因报告较少，不再详述。

推荐阅读　[1] Bains SN，Nash P，Fonacier L. Irritant contact dermatitis. Clin Rev Allergy Immunol，2019，56（1）：99-109.

[2] Gitte Jacobsen，Kurt Rasmussen，Anne Bregnhøj，et al. Causes of irritant contact dermatitis after occupational skin exposure：a systematic review. Int Arch Occup Environ Health，2022，95（1）：35-65.

第9章
速发型接触性反应的分类及临床表现

第1节 概 述

一、概念

速发型接触性反应（immediate contact reaction）指皮肤接触某种物质后在数分钟至数小时内发生的皮肤炎症性反应，并在1天内（通常在几小时内）消退。炎症反应包括风团、潮红以及暂时性红斑湿疹样改变，可以有瘙痒、刺痛或烧灼感。轻型反应多由化妆品或水果、蔬菜引起。强变应原可以引发全身性反应。本反应近年来越来越引起人们的重视，国外研究认为本病非常常见，但经常误诊。

二、分类

本病发病机制可以分为变态反应性机制及非变态反应性机制两类，临床表现可分为如下几种类型：

1.接触性荨麻疹（contact urticaria，CU） 由接触食物、化妆品、橡胶乳或动物皮毛等引起的风团性反应。如曾有敏感个体食西瓜后在口周产生风团的报告。我国也有报告有人用4％硼酸酒精滴耳治疗中耳炎，10 min后，全身出现风团。

2.接触性荨麻疹综合征（contact urticaria syndrome） 指接触性荨麻疹除局部风团外，尚有全身性反应，如橡胶乳过敏性休克。有报告一位对橡胶乳过敏的老人，在手术前尿道插管时，发生了过敏性休克。对橡胶手套及阴道振荡器中的橡胶过敏产生过敏性休克也有报告。有人捣烂蓖麻子后外用治疗风湿，结果也发生了过敏性休克，其中 1 例在使用 20 min 后死亡。

3. 蛋白质接触性皮炎（protein contact dermatitis） 由接触蛋白质或蛋白质样物质引起的暂时性湿疹样改变，多见于手指。如一美容师在应用小牛胎盘浸出物 3 h 后双手发生了严重的接触性皮炎，表现为红斑、水疱、渗液。一名售货员在出售莴苣 6 个月后再次接触莴苣发生了手部湿疹。不接触莴苣则不发生，检查血清莴苣特异性 IgE 正常。

4. 特应性接触性皮炎（atopic contact dermatitis） 指由 IgE 介导的发生于特应性体质个体的速发型接触性反应。

三、常见接触物

免疫性机制引起的速发型接触性反应的常见接触物有橡胶手套、避孕套等橡胶制品，其中的橡胶乳引起接触性荨麻疹，严重者可以发生全身性反应，甚至休克。兽医接触动物羊水等体液后也可在接触部位发生风团。食入某些食物，如苹果、西瓜、马铃薯、胡萝卜等，可引起咽喉、唇、舌的刺痛、痒或水肿、声嘶等，这也是速发型接触性反应。生鱼、虾、面粉、辣椒、咖喱等常在厨师手部引起蛋白质接触性皮炎。

报告引起变应性速发型接触性反应的物质已不下几百种，包括动物组织、血液、奶、蛋；水果，如苹果、芒果、桃、香蕉；某些蔬菜（芹菜）、谷物、豆类、百合、苔藓、芦荟；某些香料如秘鲁香脂、烟草；药物如新霉素、氨苄西林、庆大霉素、利福霉素、苯唑卡因，以及某些中药如胖大海、正骨水；金属如镍、铜；防腐剂如苯甲酸以及环氧树脂、塑料等。一例施行人工授精的妇女，术中发生了严重的全身性荨麻疹，最后证实是 IgE 介导的对授精液中含有的牛血清白蛋白造成的反应。值得注意的是，橡胶乳与某些水果，如香蕉、桃、菠萝有交叉反应。

非免疫性速发型接触性反应更常见，特点是不需致敏，不会扩展到其他部位，无全身性反应，可由一些昆虫、食物、香料、药物、金属、植物等引起。苯甲酸、抗坏血酸、桂皮酸、桂皮醛及烟酸酯是目前已知最强的速发型接触物。这些物质多见于化妆品或外用药物中，如牙膏中的桂皮醛可引起刷牙时的麻感，使人感觉"爽口"，严重者则可引起口唇肿胀或接触性荨麻疹。

四、变态反应性反应与非变态反应性反应的区别

变态反应性机制引起的速发型接触性反应需要与非变态反应性机制引起的速发型接触性反应相鉴别，前者可能会发生危及生命的反应。二者的鉴别见表 9-1。

表 9-1　变态反应性速发型接触性反应与非变态反应性反应的区别

	变态反应性	非变态反应性
过敏史	有	无
诱发时间（开放试验）	10 ~ 20 min	< 45 min
系统症状	偶有（接触性荨麻疹综合征）	无
常见诱因	蛋白质	简单分子
主要介质	组胺	前列腺素、白介素
诊断	点刺试验，特异性 IgE 检测	开放应用试验 / 斑贴试验
治疗	抗组胺药，辣椒碱	非甾体抗炎药

第 2 节　接触性荨麻疹

一、定义及分类

接触性荨麻疹（contact urticaria，CU）是由接触食物、化妆品、橡胶乳或动物皮毛等引起的荨麻疹。最早由 Fisher 在 1973 年提出。根据发病机制，接触性荨麻疹分为免疫性接触性荨麻疹（immunological contact urticaria，ICU）、非免疫性接触性荨麻疹（nonimmunological contact urticaria，NICU）和混合或未定类接触性荨麻疹（mixed or undetermined CU）。免疫性机制的接触性荨麻疹是速发型超敏反应。

二、免疫性接触性荨麻疹接触物

诱发免疫性接触性荨麻疹的物质可分为以下几类：

1. 植物来源的蛋白质 如水果、蔬菜、香料、草、坚果香料、草药、调料、开花植物、灌木、乔木、天然乳胶等所含蛋白质。

2. 动物来源的蛋白质 如血液、唾液、精液、尿液、皮屑、肉类、乳制品、海鲜等所含蛋白质。

3. 谷物 如小麦、大麦、燕麦和玉米淀粉所含蛋白质。

4. 酶 如 α - 淀粉酶、糖淀粉酶、纤维素酶、木聚糖酶和蛋白酶。

5. 其他 如防腐剂（如三氯生、2- 苯氧基乙醇、甲醛），药物（如 β 内酰胺类抗生素），金属（如铝、铬、钴、镍、铑、铂盐）和工业化学品（如氯胺、异氰酸酯、甲基丙烯酸酯、过硫酸盐）。

三、非免疫性接触性荨麻疹接触物

非免疫性接触性荨麻疹接触物可以由大量小分子化合物，如亚砜、苯甲酸、肉桂酸、肉桂醛、丁香酚、甲基烟酸和山梨酸等诱发，常见于化妆品、厨卫用品、局部外用药以及食物中的防腐剂和香料。香料中的肉桂醛、肉桂醇、异丁香酚、羟基香茅醛和香叶醇都可诱发本反应。另外，食品中的胡椒、芥末、百里香等，药物中的苯佐卡因、樟脑、金缕梅等，金属钴等及许多家用、工业和实验室用的化学品和杀虫剂也会诱发本病。

四、临床表现

从接触致病物质到出现临床症状约有数周到 8 年不等的潜伏期。临床通常表现为皮肤或黏膜接触敏感物质后先出现瘙痒，随之出现红斑或风团，常在接触物质后 30 min 内出现，数十分钟到数小时即可消退，一般不超过 24 h，不留痕迹，可仅见于接触部位，也可泛发全身。

常累及部位为双手、面部及其他经常暴露或接触部位。

此病也可累及呼吸道、消化道及心血管系统，表现为头痛、关节痛、呼吸困难、嘶哑、恶心、呕吐、腹痛、腹泻，严重者可出现喉头水肿、窒息及过敏性休克等症状。胶乳蛋白过敏者可出现鼻炎、结膜炎等症状。

第 3 节　接触性荨麻疹综合征

一、定义

接触性荨麻疹加上系统症状中的任何一种或几种症状即为接触性荨麻疹综合征（contact urticaria syndrome）。一般由免疫性接触性荨麻疹发展而来，非免疫性机制引起的接触性荨麻疹较少引起接触性荨麻疹综合征。

二、发病过程

免疫性接触性荨麻疹的发病过程会经历几个阶段：

1. 局限性荨麻疹，接触部位出现红斑、风团、水肿，伴或不伴非特异性症状如瘙痒、刺痛、烧灼感或皮炎；

2. 泛发性荨麻疹，泛发性风团；

3. 皮肤外器官受累，如鼻结膜炎（流涕、流泪）、支气管哮喘（支气管痉挛、喘息）、血管性水肿和口咽症状（唇水肿、声嘶、吞咽困难）或胃肠症状（恶心、呕吐、腹泻、腹痛）；

4. 全身重症过敏性反应表现，如休克。

推荐阅读　［1］Gimenez-Arnau AM，Maibach H. Contact urticaria. Immunol Allergy Clin North Am，2021，41（3）：467-480.

［2］Li Y，Li L. Contact Dermatitis：Classifications and management. Clin Rev Allergy Immunol，2021，61（3）：245-281.

第 4 节　蛋白质接触性皮炎

一、概述

蛋白质接触性皮炎是 1976 年由 Hjorth 和 Roed-Petersen 首次报告，描述了食品加工者手和前臂的湿疹。这些患者血清中存在针对他们处理过食物（肉、鱼、奶酪、蔬菜、调味剂）的特异性 IgE 抗体，皮肤变应原划痕试验呈阳性，而斑贴试验通常呈阴性。本病是由接触蛋白质引起的一种慢性复发性皮炎。目前认为是 IgE 介导的速发型超敏反应。

二、常见致病接触物及风险人群

常见致病接触物包括以下几类，多数属于职业性接触性皮炎：

1.水果、蔬菜、调料、植物来源的蛋白质　多见于厨房工作人员、餐饮服务生、食品供应商、食物包装工和园艺师。皮损大多局限于这些人的手掌、手指和手腕，也有人发生在面部。

2.动物来源的蛋白质　常见于屠夫、屠宰场工人、渔民、厨师、农民和兽医。屠夫和屠宰场工人对动物内脏易感。牛羊膜液和血液是兽医的常见诱发因素。渔民的常见诱发因素是生鱼诱饵。

3.谷物来源的蛋白质　常见于烘焙师和家务助理员。

4.蛋白酶　多见于药房工作人员、肥皂制作工人和化学酶工厂的工人。此外，厨师可能会对使用的生面增强剂中 α - 淀粉酶产生反应。

三、临床表现

蛋白质接触性皮炎是一种特殊类型的慢性复发性皮炎，接触可疑致敏原在几分钟内可出现水疱性、荨麻疹样或水肿性丘疹和斑块。瘙痒、灼烧、针刺或疼痛也很常见。通常累及手和前臂，呈弥漫性分布。但有时只累及指尖。其他少见部位包括面部和腹部。

在食品加工人员中，慢性甲沟炎是一种常见的表现。其近端甲襞表现出严重的肿胀和瘙痒。这种表现最近也被描述为乳胶过敏。

如果变应原被系统吸收，可伴随皮肤反应出现皮肤外反应，包括血管性水肿、胃肠道症状、鼻结膜炎和支气管哮喘。

推荐阅读　［1］Barbaud A. Mechanism and diagnosis of protein contact dermatitis. Curr Opin Allergy Clin Immunol, 2020, 20（2）：117-121.

［2］Barbaud A，Poreaux C，Penven E，et al. Occupational protein contact dermatitis. Eur J Dermatol，2015，25（6）：527-534.

第10章
光接触性皮炎的分类及临床表现

第1节 概 述

一、概念

光接触性皮炎指皮肤接触某种物质后，再经日光或人工光源照射所引起的接触性皮炎。引发反应的光源主要为长波紫外线 UVA（320～400 nm），部分可能是中波紫外线 UVB（290～320 nm）或可见光。

二、分类

一般将由非免疫性机制（非变态反应性机制）引起的反应称为光毒性反应（phototoxic reaction），其致病物质称为光毒性物质。由免疫性机制（迟发型超敏反应机制）产生的反应称为光变态反应（photoallergic reaction），其致病物质称为光变应原。二者统称为光敏感（photosensitivity）反应。反应也可以由外源性光敏感物质（包括光毒性物质及光变应原）系统吸收或内源性光敏感物质经光照射引起，此时称为系统性光敏感反应，包括系统性光毒性反应及系统性光变态反应。由内源性光敏感物质引起者称为内源性光敏感。

内服补骨脂素后再照 UVA 的黑光疗法是典型的系统性光毒性反应。而局部 PUVA（即外涂补骨脂素后再照 UVA）是典型的局部光毒性反应。

三、光暴露部位

面部、双耳轮、项部、颈前 V 字区及双上肢袖口以下或双小腿及足背是常见光暴露部位。根据每个人穿着习惯，光暴露部位会有所不同。

四、光遮盖部位

面部如耳后、眉弓、鼻唇沟、颏下等处，以及其他衣帽鞋袜遮盖区是常见的光遮盖部位。

第 2 节　光毒性接触性皮炎

一、临床表现

皮损仅出现在暴露于光毒性物质并受到光照的皮肤部位。临床表现类似于一种严重的日晒伤。如果光能量足够强及有足量的光毒性物质存在于皮肤上，任何人均可发病。皮疹主要为红斑，伴有痛痒，常发生脱屑及遗留色素沉着。严重者在红斑基础上可以发生大疱。内服光毒性物质引起的光毒性反应并不少见。例如，一家 5 人进食新鲜前胡后，去田间劳动，日晒后均在面、颈、双耳、四肢发生了红斑、水肿、灼热、刺痛、蚁行感，并有头昏、乏力，其中 2 人发热，前胡斑贴试验阴性；一女性用水煮王不留行治疗肾炎，也在日晒后发生了皮炎；一家人进食香椿芽炒鸡蛋后日晒 4 h 均发生了日光性皮炎。引起光毒性反应化合物的作用光谱多为 280 ～ 430 nm，一些染料的作用光谱也可在可见光区。下面是一些由接触光毒性物质引起的光毒性反应：

1. 植物光毒性接触性皮炎（phytophototoxic contact dermatitis）　又称为大疱性线性皮炎或草地皮炎（dermatitis bullosa striata pratensis），常由于植物枝叶划过皮肤而呈线状或坐卧草地后皮肤接触植物汁液而发生。本病系由接触植物中的补骨脂素后光照引起。补骨脂素是脂溶性，可以穿透真皮，经吸收 UVA 在接触部位产生线状红斑，并可发生大疱，遗留色素沉着。许多植物如伞形科植物当归、芹菜、胡萝卜等均含补骨脂素。接触人类皮肤后，再照光可以出现皮炎。

2. 点斑状皮炎（berloque dermatitis）　又称为香水皮炎，由香水中的薄荷油（bergamot oil）引起。活性物质主要为薄荷脑（bergapten），即 5- 甲氧补骨脂素（5-methoxypsoralen）。香水喷洒处如颈部两侧、耳后、面部、乳房、肩部等部位光照后出现红斑，遗留色素沉着；色素沉着可持续数月。男性刮脸用的洗剂中如含有相应物质也可在胡须区出现皮损。

3. 焦油刺痛症（tar 'Smart'） 由接触煤焦油或其衍生物［如木榴油（creosote）］后光照引起。多见于从事此类工作的工人，夏季多发，与 UVA 照射有关，在暴露部位出现烧灼及刺痛感；常常出现红斑及色素沉着。

4. 光线性甲松离（photoonycholysis） 由光毒性药物引起，如内服四环素或补骨脂素等药物后，暴露于日光或紫外线可以引起甲松离。

5. 苔藓样发疹（lichenoid eruption） 可由奎宁、奎尼丁、羟氯喹等药物引起，表现为光暴露部位扁平苔藓，组织病理与扁平苔藓类似。

6. 假性卟啉症（pseudoporphyria） 临床表现类似于迟发性皮肤卟啉症，如皮肤脆性增加、水疱等。组织病理同迟发性皮肤卟啉症，但检查卟啉无异常。常见引起本病的药物有 NSAIDs［如萘普生（naproxen）］、布洛芬，以及四环素、伊曲替酯等。

7. 蓝灰色色素沉着（slate-gray pigmentation） 表现为光暴露部位的兰灰色色素沉着。有1%～10%使用心血管药物胺碘酮的患者出现此类副反应。三环类抗抑郁药丙米嗪（米帕明）也有类似反应的报告。

8. 慢性光化性皮炎（chronic actinic dermatitis） 虽然多数光毒性反应在停用光毒性物质后可以消退，但也有少数患者发展为慢性皮炎，在光暴露区的皮损可以持续数月或数年。曾有噻唑类利尿剂及奎尼丁引起慢性光化性皮炎的报告。

二、常见光毒性物质

常见光毒性物质包括某些植物、焦油衍生物、药物及染料等。接触性光毒性物质主要是含呋喃香豆素的植物、焦油制剂、四碘四氯荧光素（rose bengal）、某些药物以及染料等。植物中的补骨脂素（psoralen）、5- 甲氧补骨脂素（5-methoxypsoralen，bergapten）、8- 甲氧补骨脂素（8-methoxypsoralen）、当归素（angelicin）等，都是呋喃香豆素类，是重要的光毒性物质。富含此类物质的植物有荷兰芹、芹菜及柑橘等。伞形科（umbelliferae）植物如茴香、野胡萝卜、防风草，芸香科（rutaceae）植物如无花果、甜枸橼、柠檬、芸香等也富含补骨脂素。人们可以通过接触植物的汁液、花果等接触这些物质。5- 甲氧补骨脂素还被用于香水中，可造成 Berlock 皮炎。8- 甲氧补骨脂素在医学上广泛应用于治疗银屑病及白癜风，即 PUVA 疗法。

焦油衍生物是另一类重要的光毒性物质，在工业中应用较多，如筑路材料和建筑材料，可以引起职业性光毒性皮炎。此外，焦油制剂还是皮肤科常用的外用药之一。

药物也是不应忽视的系统性光毒性物质，抗疟药氯喹、噻唑类利尿药、四环素类药物、磺胺类药物、吩噻嗪类药物、灰黄霉素、秋水仙素及某些非甾体抗炎药均属于系统性光毒性物质。局部光毒性药物包括荧光素、氟尿嘧啶、维甲酸和焦油等。

某些染料如伊红（eosin）及某些化合物如秘鲁香脂、卤代水杨酸苯胺类（halogenated salicylanilides）也是重要的光毒性物质。常见的系统性光毒性物质见表 10-1。

表 10-1 常见系统性光毒性物质的分类及可能作用光谱

种类	化学名或商品名	作用光谱
抗焦虑药	三唑安定，阿普唑仑	UVA
	氯氮䓬（利眠宁）	
抗癌药	达卡巴嗪（三氯烯咪唑胺）	UVA/UVB
	5- 氟尿嘧啶	不明
	甲氨蝶呤	不明
	长春碱	UVB
抗抑郁药	去甲丙咪嗪（地昔帕明）	UVA
（三环类）	丙米嗪（米帕明）	UVA
抗真菌药	灰黄霉素	UVA
	酮康唑	不明
抗疟药	氯喹	UVA
抗菌药	喹诺酮类	UVA
	环丙沙星	
	依洛沙星	
	洛美沙星	

种类	化学名或商品名	作用光谱
	萘啶（酮）酸	
	诺氟沙星	
	氧氟沙星	
	磺胺类	
	对氨基苯磺酰胺	UVB
	四环素类	UVA
	地美环素（脱甲金霉素）	
	多西环素（强力霉素）	
	米诺环素（二甲胺四环素）	
	四环素	
	甲氧苄啶，甲氧苄胺嘧啶（磺胺增效剂）	不明
	头孢他啶	不明
抗精神病药	吩噻嗪类	UVA
	氯丙嗪	
	奋乃静（羟哌氯丙嗪）	
	丙氯拉嗪	
	盐酸硫利达嗪，盐酸甲硫达嗪	
	盐酸三氯拉嗪	
心血管用药	胺碘酮	UVA
	奎尼丁	UVA
利尿药	呋塞米（氟尿酸）	不明
	噻嗪类	UVA
	苄氟噻嗪	
	氯噻嗪	
	氢氯噻嗪（双氢克尿噻）	
染料	伊红	不明
	荧光染料	可见光
	亚甲蓝	不明
食物添加剂	亚硫酸盐	UVB
呋喃香豆素	补骨脂素	UVA

第3节　光变应性接触性皮炎

一、临床表现

　　光变应性接触性皮炎较光毒性接触性皮炎少见。本病多见于成年男性，因其接触日光及光变应原机会多。临床表现与变应性接触性皮炎类似，从单纯红斑、风团到大疱均可发生，但多表现为湿疹样，可慢性发展，呈苔藓样变。皮疹可以扩展到遮盖部位，甚至发展为红皮症。

　　发病与年龄、肤色及种族无关。一般去除了光变应原后，光变态反应可以消退，但也有少数人不能消退，变为持续性慢性光化性皮炎，具体机制不明。本病应注意与光毒性接触性皮炎相鉴别，二者的临床鉴别要点见表 10-2。光变态反应光斑贴试验阳性。由于某些光变应原本身也是光毒性物质，某些光毒性物质也是光变应原，如焦油类，因此二者常常难以鉴别。

表 10-2　光毒性反应与光变应性反应的比较

	光毒性反应	光变应性反应
发生率	高	低
单次接触后可否发生反应	可	否
接触光敏物并光照后发疹时间	数分钟至数小时	24～48 h
所需光敏物的量	大	小
部位	局限暴露部位	可扩展
交叉反应	无	有
外观	日晒伤样	湿疹样
遗留色素沉着	常见	少见
作用光谱	吸收光谱	较吸收光谱长
所需浓度及光照量	高	低
最小红斑量	降低	正常或降低
发病机制	直接组织损伤	IV 型变态反应

续表

		光毒性反应	光变应性反应
组织病理		坏死角质形成细胞表皮变性，少量淋巴细胞巨噬细胞及中性粒细胞浸润	海绵水肿性皮炎，真皮淋巴细胞浸润
诊断	局部性	根据临床	光斑贴试验
	系统性	临床加光试验	临床加光试验加光斑贴试验

二、常见光变应原

已发现多种接触光变应原，肥皂及清洁剂中的卤化水杨酰苯胺在20世纪60～70年代曾是重要的接触光变应原。遮光剂目前则正在成为新的光变应原而越来越引起人们的注意，如对氨基苯甲酸（p-aminobenzoic acid，PABA）、二苯甲酮-3（benzophenone-3，oxybenzone）等。其他常见光变应原包括香料如肉桂醛（cinnamic aldehyde），染料如对苯二胺，药物如苯唑卡因、氯丙嗪（chlorpromazine）、异丙嗪（promethazine）、非甾体抗炎药、硫脲类（thiourea）、吡硫锌（zinc pyrithione），以及某些焦油衍生物都是光变应原。

常见接触性光变应原见表10-3。

表10-3　常见接触性光变应原

分类	化学名（商品名）	作用光谱
防晒剂	羟苯甲酮（羟甲氧苯酮）	UVA
	舒利苯酮（磺异苯酮）	UVA
	二甲氨苯酸辛酯（辛基二甲基PABA）	UVA
	二甲氨苯酸戊酯（戊基二甲基PABA）	UVA
	丁基甲氧肉桂酸	UVA
	西诺沙酯（对甲氧肉桂酸乙氧基，乙酯）	UVA
	对氨基苯甲酸（PABA）	UVA
		UVA
	辛基甲氧基肉桂酸酯	UVA
	二苯甲酰甲烷	UVA
	邻氨基苯甲酸薄荷酯（环己醇）	UVA
	莫胡柳酸（水杨酸三甲环己酯）	UVA

续表

分类	化学名（商品名）	作用光谱
樟脑衍生物		UVA
香精	葵子麝香	UVA
	6- 甲基香豆素	UVA
	檀香油	
染料	对苯二胺	UVA
	甲苯胺红	
	永固橙（permanent orange）	
抗菌药	卤化水杨酰苯胺	UVA/ 或 UVB
	四氯水杨酰苯胺	
	二溴水杨酰苯胺（二溴沙仑，二溴柳苯胺）	
	三溴水杨酰苯胺（三溴沙仑）	
	六氯酚	
	氯己定（洗必泰）	
	二甲基己内酰脲	
	三氯生（二氯苯氧氯酚）	
	二氯苯	
	二氯酚（硫氯酚，硫双二氯酚）	
	磺胺类	UVB
抗真菌药	芬替克洛（硫双对氯酚）	UVA
	Jadit（丁基氯水杨酰苯胺）	UVA
	Multifungin（溴氯水杨酰苯胺）	UVA
其他	盐酸氯丙嗪	UVA
	盐酸异丙嗪（非那根）	
	硫脲类	不明
	奎尼丁	
	酮洛芬（苯酮苯丙酸）	UVA
	舒洛芬	UVA/ 或 UVB
	噻洛芬酸	UVA
	氢化可的松	UVA
	荧光染料	UVA
	补骨脂素	UVA
	NSAIDs	
	焦油衍生物	

系统性光变态反应比较少见。常见系统性光变应原见表 10-4。

表 10-4 常见系统性光变应原

分类	化学名（商品名）	作用光谱
抗真菌药	灰黄霉素	UVA
抗疟药	奎宁	UVA
抗菌药	喹诺酮类	UVA
	依诺沙星	
	磺胺类	UVB
心血管用药	奎尼丁	UVA
	硝苯地平	UVA
	米诺地尔（敏乐定，长压定）	UVB
NSAIDs	吡罗昔康（炎痛喜康）	UVA
维生素	维生素 B_6	
其他	吩噻嗪类	UVA
	苯二氯草	UVB
	金刚烷胺	UVA
	氯喹	不明
	氨苯砜	不明
	去羟米松（去氧米松）	UVA
	氢化可的松	UVA
	苯海拉明	UVB
	异维甲酸	UVB
	甲基多巴	不明
	氟他胺（氯硝丁酰胺）	不明
	毛果芸香碱	UVA
	补骨脂素	UVA
	乙胺嘧啶	不明
	噻嗪类利尿药	UVB
	氨苯蝶啶	不明

推荐阅读　［1］张琪琳，张家安，顾恒. 光接触性皮炎. 皮肤科学通报，2020，37（2）：175-178.

［2］Hinton AN，Goldminz AM. Feeling the Burn：Phototoxicity and Photoallergy. Dermatol Clin，2020，38（1）：165-175.

［3］Snyder M，Turrentine JE，Cruz PD. Photocontact Dermatitis and Its Clinical Mimics：an Overview for the Allergist. Clin Rev Allergy Immunol，2019，56（1）：32-40.

［4］Heymann WR. "Tar smarts" may have a new meaning for atopic dermatitis and psoriasis. J Am Acad Dermatol，2019，80（1）：56-57.

［5］Montgomery S，Worswick S. Photosensitizing drug reactions. Clin Dermatol，2022，40（1）：57-63.

［6］Scheinman PL，Vocanson M，Thyssen JP，et al. Contact dermatitis. Nat Rev Dis Primers，2021，7（1）：38.

［7］Lim HW. Abnotmal responses to ultra viloate radiation：photosensitivity induced by exogenous agens. //Freedberg IM. Fitzpatric K's Dermatology in general Medicine. New York：McGraw Hill Health Professions Division，1999，1589-1597.

［8］Gould JW. Coutaneous photosensitivity diseases induced by exogenous agents. JAAD，1995，33：551-573.

第11章
系统性接触性皮炎与 SDRIFE 的临床表现

一、概念

系统性接触性反应（systemic contact reaction）指经皮肤途径接触致敏的个体通过口服、肌内注射、静脉输注、吸入或经皮肤黏膜吸收等途径，系统再次暴露于相同变应原后产生的全身性反应。曾经称为狒狒综合征（baboon syndrome），亦称为系统性接触性皮炎（systemic contact dermatitis，SCD）、接触性皮炎综合征（contact dermatitis syndrome）等。

二、概念演变过程

此概念最早由 Jadassohn 在 1895 年提及，他报告了使用可疑变应原做斑贴试验可以诱发原有其他部位的皮损，但没有明确其机制，也没有命名。1925 年，Schittenhelm 和 Stockinger 也报告了斑贴试验造成原有皮炎复发的现象。1970 年，Thomas Bateman 将这种现象称为红色湿疹（eczema rubrum）。1980 年，Cronin 提出这种现象是由皮肤接触致敏后变应原系统吸收引起。1984 年，正式提出狒狒综合征（baboon syndrome）的概念。1986 年，Fisher 提出了系统性接触性皮炎的概念。1988 年，Sugai 建议改为接触性皮炎综合征（contact dermatitis syndrome）。2001 年，Lachapelle 提出变应性接触性皮炎综合征。发病机制从最初的迟发型超敏反应，到目前认为Ⅳ、Ⅲ、Ⅰ型变态反应机制均可以发生，CD4$^+$及 CD8$^+$T 细胞均可以参与。皮肤可以接触也可以没有接触半抗原。

三、分类

本病的临床表现可以分为以下几种：

1. 典型特征性表现　包括狒狒综合征、斑贴试验造成原有部位皮炎复发、手部水疱性湿疹、屈侧及皱褶部位皮炎及泛发性湿疹。

2. 与其他接触性皮炎、药疹没有区别　比如喝可乐诱发或加重手部湿疹，食用海鲜引起或加重湿疹，食用花生酱引起肛周瘙痒症等，均是镍系统性接触性皮炎。

3. 全身症状　可以出现头痛、发热、关节痛、呕吐、腹泻、外周血中性粒细胞升高、剧烈瘙痒，严重者可以死亡。

4. 其他表现　如发疹性皮疹、中毒性红斑、多形红斑、红皮病、血管炎样皮疹、过敏性休克等。

本病临床表现多样，如有人报告了 5 例金属致敏者由吸收矫牙套中的金属造成的系统性接触性皮炎，结果 3 例表现为手部水疱性湿疹，1 例为眶周、口周皮炎，1 例为瘙痒、颊黏膜不适及舌部干燥、瘙痒、糜烂。

推荐阅读　[1] Baruffi FY, Venkatesh KP, Nelson KN, et al. Systemic Contact Dermatitis: A review. Dermatol Clin, 2020, 38（3）: 379-388.
[2] Nowak D, Gomułka K, Dziemieszonek P, et al. Systemowe kontaktowe zapalenie skóry［Systemic contact dermatitis］. Postepy Hig Med Dosw（Online）, 2016, 70: 124-134.

第 2 节　系统性接触性皮炎的典型临床表现

一、狒狒综合征

狒狒综合征（baboon syndrome）表现为突然出现的对称分布的瘙痒性红斑，具体特征是臀部、生殖器周围、腹股沟部位边界清楚的红斑，同时在肘窝、腋部、腕部屈侧、腘窝屈侧及皱褶部位以及眼睑及颈侧对称分布的湿疹样改变，可并发发疹样皮疹或脓疱性发疹。仔细询问病史，患者既往有接触性过敏史，发病前几天内曾经系统吸收可疑变应原。

根据病史、皮损表现高度怀疑本病时，可在治疗的同时做可疑变应原回避试验。确诊则须待皮损消退后，停用系统治疗药 3～5 个半衰期后，再进行可疑变应原激发试验。有条件者可以做斑贴试验辅助诊断。如果患者对同一过敏原有 2 次以上反应病史，可以认为激发试验阳性。

本病需要与脂溢性皮炎、气源性接触性皮炎及对称性药物相关性间擦部和屈侧疹（symmetrical drug-related intertriginous and flexural exanthema，SDRIFE）相鉴别。

二、手部水疱性湿疹或汗疱疹样发疹

本病表现为瘙痒性水疱性手（足）部湿疹或汗疱疹样手（足）部湿疹，类似于汗疱疹（pompholyx），但季节性不明显。本病通常表现为手掌、手指侧缘及掌侧或者甲周的深在性水疱。如果甲周皮肤受累，还可出现甲板横沟样改变。如果水疱性皮疹反复发作，会出现慢性湿疹样改变，但是仍然可以在慢性皮损的周边见到集簇的水疱。或者，手掌及指缘对称性多发潜在性小水疱，瘙痒，易于复发，而红斑不明显。

三、屈侧皮炎

本病可以出现肘窝、腘窝等屈侧部位反复发作的皮炎，要注意与特应性皮炎鉴别。

四、泛发性湿疹

出现泛发性湿疹时要注意是不是系统性接触性皮炎，如庆大霉素过敏者在肌内注射庆大霉素后可发生泛发性湿疹。

五、原有皮炎复发或加重

经口服、吸入或静脉等途径吸收变应原后出现原有皮炎复发或加重的现象，多提示系统性接触性皮炎，要积极查找变应原。

六、原斑贴试验阳性反应部位再次出现皮炎

经口服、吸入或静脉等途径吸收变应原后，原有斑贴试验阳性部位再次出现阳性反应，提示为系统性接触性皮炎，要积极查找变应原。

第 3 节　系统性接触性皮炎的非典型临床表现

一、非特异性湿疹或药疹样皮疹

表现为非特异性或未分类性湿疹以及药疹样皮疹时，需要警惕系统性接触性皮炎。

二、血管炎样表现

有报告镍敏感个体全身吸收镍后可以在背部、臀部、股部出现环状抓痕样损害，病理改变证实为浅表血管炎（vasculitis）。也曾有秘鲁香脂引起紫癜样血管炎的报告。我国也有精液引起女性过敏性紫癜的报告。

三、其他表现

本病可以表现发疹性皮疹、中毒性红斑、多形红斑、红皮病、过敏性休克等等。

四、全身症状

本病可出现头痛、发热、乏力、关节痛、恶心、呕吐、腹泻等胃肠道症状及呼吸道症状等。实验室检查可以出现外周血中性粒细胞升高。

第4节 对称性药物相关性间擦部和屈侧疹（SDRIFE）

一、概念

对称性药物相关性间擦部和屈侧疹（symmetrical drug-related intertriginous and flexural exanthema，SDRIFE）的表现与狒狒综合征相似，被认为是系统性药物引起的系统性接触性皮炎样反应。

二、临床表现

多见于男性，发病潜伏期较短，数小时到2天。瘙痒，在身体皱褶部位及屈侧出现红斑、皮炎改变。通常累及黏膜，面部和掌跖很少受累。停药后皮疹在3周内痊愈。常由 β - 内酰胺类抗生素如阿莫西林诱发，此外罗红霉素、特比萘芬、氟康唑、伐昔洛韦、羟考酮和肿瘤坏死因子- α（TNF- α）抑制剂等也有报告。

三、临床诊断标准

根据典型临床表现加上以下条件进行诊断：

1. 系统首次或数次暴露于某个变应原。

2. 排除该变应原接触过敏史。

3. 暴露于该变应原数小时至数天后出现狒狒综合征。

4. 没有系统症状。

5. 预后良好。

注意，由于初期变应性接触性皮炎可以很轻，往往被患者忽视，因此接触过敏史仅仅通过病史难以实际排除；其次，本病可以有系统症状，而且不及时脱离变应原可能会致死。

第 5 节　常见变应原

常见变应原有以下几类：金属如镍、铬、钴、汞、金、锌、铜等；药物如抗生素、激素等；植物如漆树属、菊科、香脂类（豆科）等；化妆品、护肤品成分如丙二醇、甲醛等。

一、药物

药物最常见。除了通过经典的Ⅳ型变态反应外，还存在由抗原-抗体复合物介导的Ⅲ型变态反应。常见于抗生素发现和使用的早期，当时链霉素和青霉素等抗生素会同时局部外用和系统使用。当某些个体外用药物经皮肤致敏后，系统使用抗生素可诱发系统性接触性皮炎。直接经皮肤外用药物是最常见的致敏途径。还有一些致敏途径容易被忽略，如静脉注射给药时药物泄漏至表皮、职业接触、滴眼液接触到皮肤、肛门栓剂、膀胱内用药、耳道内用药、腹腔注射或外科伤口用药等都可能造成致敏。已经报告可以诱发系统性接触性皮炎的药物包括乙酰水杨酸、5- 氨基水杨酸、5- 氨基脂环酸、丁基化羟基茴香醚（BHA）、丁基化羟基甲苯（BHT）、丁苯羟酸、可待因、双氯芬酸、红霉素、羟基喹啉、8- 甲氧基补骨脂素、制霉菌素、青霉素、苯巴比妥、伪麻黄碱、间苯二酚、双硫仑、维生素 C、维生素 B_6、新霉素、肾上腺糖皮质激素、布地奈德和羟嗪等。

二、金属

（一）金属镍

在自然界中广泛存在。金属合金及某些食物均富含镍。人类每天摄取的镍为 100 ～ 800 μg。大麦、黑麦等植物性食物及甲壳类、贝类等动物性食物中镍含量都很高。不锈钢餐具烹调的菜及静脉输液中均可含镍。镍常见于化妆品、珠宝、皮带扣和手机等物品；此外，巧克力、燕麦片等食物中含有天然镍，自来水中也含有镍。食入的镍仅 1% ～ 10% 被吸收，其余以原形从肠道排出。吸收的镍从尿及汗中排出。文献报道引起本病最多的金属是镍。镍接触过敏在人群中的患病率达到 19%。

镍摄入量和皮肤反应之间存在明显的剂量依赖关系，在镍摄入量 < 0.5 mg 时很少发生反应，而 > 5.6 mg 时大多数镍过敏患者都会出现症状。我们每天食物中镍摄入量 150 ～ 500 μg，因此大部分情况下食物不会诱发皮肤反应。但诸如饮酒、过敏体质、同时服用某些药物等因素会影响食物中镍的吸收。另外也有通过不锈钢静脉输液针、透析设备、体内植入假体和口腔内矫形器等释放的镍诱发系统性接触性皮炎的报告。

多数研究证明，口服硫酸镍对汗疱疹等镍敏感患者进行激发试验，可以造成皮炎复发，且与剂量有明显的相关性。口服剂量超过 5.5 mg 硫酸镍后，几乎所有患者均发生反应，而低于 1.25 mg 则仅少数人发生反应，阳性反应在食入后 2 ～ 16 h 发生。主要表现为汗疱疹、原有皮炎复发或原有斑贴试验阳性部位又出现反应。低镍饮食，可以使手部湿疹减轻。静脉输液或血液透析的患者，可以通过金属导管吸收少量的镍，造成严重的全身性反应。

要注意，某些药物或食物可以影响镍的吸收，从而在摄入食量无增加的情况下，吸收的镍增加，也可引发全身反应。如吲哚美辛（indomethacin）可以增加镍的吸收，一些天然蛋白质或氨基酸也可影响镍的吸收。

（二）金属钴

钴是仅次于镍的第二种常见的可导致系统性接触性皮炎的金属，它普遍存在于皮革、珠宝、玩具和矫形设备中，也存在于食物中。钴是人体必须微量元素之一，是维生素 B_{12} 分子的一部分。食物中主要源于绿叶蔬菜、甲壳类及贝类等。钴盐比较容易吸收。

钴过敏通常与镍或铬过敏共存，单独过敏比较少见，对钴造成的系统性接触性皮炎研究不多。但由于其比镍、铬更易吸收，故其过敏的可能性不能排除，临床上也发现，镍-钴或铬-钴联合过敏患者的手部湿疹预后较镍或铬单独过敏患者更差。接近 25% 的镍过敏患者同时存在钴过敏，但钴所致的过敏反应不依赖于镍。

（三）金属铬

食物中的铬主要源于肉类，而鱼类及蔬菜中含量较少。六价铬较三价铬更易被吸收。铬常用于皮革、颜料、工业化学品、矫形修复和汽车底漆。水泥是引起铬皮炎最常见的原因。此外，铬还存在于防锈漆、木材防腐剂、木浆以及木灰中。火柴头、致冷剂、机油、去油溶剂、染料、磁带、漂白剂和清洁剂、金属的电镀层、焊条、铸造沙及胶水中也含铬。

铬过敏患者通过营养补充剂摄入三价吡啶酸铬或二价氯化铬会诱发系统性接触性皮炎。

铬敏感个体食入重铬酸钾（potassium dichromate）可以造成手掌部水疱样湿疹、全身泛发皮炎或原斑贴试验部位皮肤反应，甚至出现呕吐、腹疼或腹泻。反应时间为 1～2 天。

（四）其他金属

吸入破损温度计泄露的汞蒸气是汞系统性接触性皮炎的最常见暴露途径。另外含汞防腐剂、皮肤美白霜和牙科汞合金的应用均可导致系统性接触性皮炎。除此之外，金、锌、铜所致的系统性接触性皮炎也有报道。金通常存在于珠宝、手表和戒指中，还可以通过药物摄入导致系统性接触性皮炎。锌引起的接触性皮炎并不常见，但是有口腔填充物中的锌诱发系统性接触性皮炎的报告。铜所致的过敏较少见，但有含铜宫内节育器导致系统性接触性皮炎的报告。

三、植物和食物

金缕梅科、菊科和蚕豆科植物是导致系统性接触性皮炎常见的三类科属植物。菊科植物经常被用作草药和药物治疗剂，同时菊科植物提取物还添加于各种化妆品、个人卫生产品（如洗发水和肥皂）以及食品（如洋甘菊茶）中。倍半萜内酯是菊科植物中的主要过敏原。秘鲁香脂属于豆科植物，广泛存在于非处方药如止咳药、痔疮药膏、炉甘石洗剂；香料如肉桂、香兰素；番茄酱以及食品如糕点、谷物、松饼中。有研究发现，47％对秘鲁香脂过敏的患者，通过控制饮食，过敏症状得到缓解。食品添加剂山梨酸，常添加于牙膏中作为防腐剂，是牙膏引起口周接触性皮炎的主要变应原之一。

四、体内植入物

体内植入物包括人工关节、治疗骨折的金属钉和钢板、心脏起搏器、金属支架、树脂和金属牙齿修复物、义齿、人工心脏瓣膜和疝气修复材料等。这些植入物通常是由不锈钢、镍钛合金或铬钴合金制成。随着金属逐渐磨损，游离离子被释放，可以沉积在植入部位或其他器官中。植入人工关节后，金属过敏的可能性增加6.5%，一项针对全膝关节置换术的对照研究发现，未植入金属物的过敏概率为20%，植入金属物的过敏概率高达59.6%。有学者建议对于可疑金属过敏者，在植入金属假体前需要进行斑贴试验进行评估。

五、其他

还有很多其他化合物如丙二醇和甲醛也是导致系统性接触性皮炎的常见原因。丙二醇通常作为增稠剂用于调味品、零食、烘焙食品和饮料等食品中，也应用于化妆品和香水中。它可导致面部、颈部和手部出现湿疹样皮疹。甲醛存在于个人卫生用品、化妆品和药物（包括疫苗）中，有报道它也可导致系统性接触性皮炎。

推荐阅读　[1] Liu J, Li LF. Symmetrical drug-related intertriginous and flexural exanthema/baboon syndrome induced by traditional Chinese medicine. J Cosmet Dermatol, 2022, 21 (5): 2200-2204.

[2] Rundle CW, Machler BC, Jacob SE. Pathogenesis and causations of systemic contact dermatitis. G Ital Dermatol Venereol, 2019, 154 (1): 42-49.

[3] Aquino M, Rosner G. Systemic Contact Dermatitis. Clin Rev Allergy Immunol, 2019, 56 (1): 9-18.

[4] Al-Shaikhly T, Rosenthal JA, Chau AS, et al. Systemic contact dermatitis to inhaled and intranasal corticosteroids. Ann Allergy Asthma Immunol, 2020, 125 (1): 103-105.

第12章
非湿疹样接触性反应的分类及临床表现

第1节 概 述

一、概念

除湿疹皮炎样反应外，接触性皮炎还可表现为非湿疹皮炎样损害，如多形红斑样、色素性紫癜样等损害，总称为非湿疹样接触性反应（noneczematous contact reaction）。有些可能是变态反应，有些机制还不明确。

二、诊断要点

病史及斑贴试验是诊断关键，诊断本病一定要有接触史。如果皮损在接触可疑接触物后发生，皮损部位与接触部位一致，去除接触物后皮损逐渐消退，则应该高度怀疑本病，如果再次接触可疑接触物皮损复发，则可以确诊。有条件的话，可以进行可疑接触物斑贴试验以协助诊断，方法详见第14章斑贴试验章节。

第2节 多形红斑样发疹或荨麻疹丘疹及斑块样发疹

一、临床表现

多形红斑样发疹（erythema multiforme-like eruption）或荨麻疹丘疹及斑块样发疹（urticaria papular and plaque eruption）在非湿疹样接触性反应

中最常见。皮损多在接触性皮炎发生后 1 ~ 14 天出现，原发部位皮损湿疹化，围绕原发皮损周围或远隔部位出现红斑样荨麻疹丘疹和（或）斑块样损害。其中有些为靶形红斑。伴有瘙痒，持续时间较原发接触性皮炎长。Vena 等报道了 9 例外用含氧化氨基汞（白降汞）的药粉治疗体虱，其中 3 人发生了多形红斑样接触性皮炎。一位中年妇女，在使用有机磷杀虫剂乐果（dimethoate）时，杀虫剂不小心溅到身上，一天后，手部、腕屈侧首先发生靶形红斑，几天后扩展至全身，斑贴试验阳性。Koch 报告了 4 例外用丁苯羟酸（bufexamac）数天到数周后，局部出现接触性皮炎，继而在远隔部位出现靶形红斑的病例。一位使用磺胺霜治疗外阴阴道炎的妇女，在内服磺胺时发生了本反应，斑贴试验对磺胺呈强阳性。使用含磺胺的滴眼剂还可引起 Steven Johnson 综合征。在我国，也有报告使用氯霉素眼药水引起重症多形红斑者。朱光斗等报告了睡喷漆竹席引起的接触性皮炎，也有呈多形红斑样者。一位对牛仔裤金属扣中的镍过敏的女孩也发生了本病。对项链及金属剪中的镍过敏者也有引起本病的报告。

二、诊断

本病组织病理无特异性，多数表现为真皮浅层水肿，血管周围淋巴细胞浸润，表皮正常或轻度海绵形成，偶见表皮基底细胞空泡变性，与典型多形性红斑不同。本病应与多形红斑相鉴别。

三、发病机制

发病机制不明，但由于斑贴试验阳性，因此极可能是接触致敏物引起的多形红斑样变态反应。有人怀疑其为接触变应原吸收后造成的免疫复合物型超敏反应（Ⅲ型变态反应）。

四、常见接触物

引起本症的物质有木材、植物、药物、金属及其他化学物质。

桑托斯花梨木诱发的多形红斑样接触性皮炎可能与含有 3,4- 甲氧基黄檀醌成分有关。黑檀（巴西红木）、毒葛（poison ivy）、樱草属植物（obconica）、除虫菊等植物诱发本病也有报道。其中巴西红木（黑檀木）、圆叶桉（硬木）和沙利格纳桉树是造成木匠、林业员和橱柜制造商出现多形红斑样接触性皮炎的职业原因。

许多药物可引起本病，如磺胺类（sulphonamides）、异丙嗪（promethiazine）、秘鲁香脂（balsam of Peru）、消虫痢（氯喹啉，clioquinol，vioform）、硝吡咯菌素（pyrrolnitrin）及乙二胺（ethylenediamine）等。有荒酸二甲酯（dimethyldithioester）诱发多形红斑样接触性皮炎的报告。荒酸二甲酯是生产药物西咪替丁的中间体，是一种半抗原、强变应原，具有强烈致敏作用，可引起变应性接触性皮炎，重症者可出现大疱型表皮坏死，伴有高热，肝、肾功能损害等症状。荒酸二甲酯多通过皮肤黏膜进入机体，诱发变态反应。不同患者对荒酸二甲酯致敏物的反应程度不同，从而出现不同的临床表现。普鲁黄（proflavine）系防腐消毒药，用来治疗皮肤擦伤，但也有引起本病的报告。此外，益康唑（econazole）及维生素 E 经黏膜给药时，由于易于吸收，引起本反应的报告也很多。非甾体抗炎药如苯布他酮、丁苯羟酸和莫非保松已被报道可以引起本病。在糖皮质激素中，布地奈德和曲安奈德可引起类似的反应。金属如镍、钴等也有引起本病的报告。氯化钴是过敏率较高的变应原，其主要存在于玻璃和瓷器的颜料、合金、牙齿填充物、金属医用产品、染发剂、敛汗剂、啤酒的泡沫稳定剂中，曾报道过可能引起多形红斑样皮损。对项链及金属剪中的镍过敏者也有出现本病的报告。化学物质如 9- 溴芴（9-bromofluorene）、甲醛及三氯乙烯（trichloroethylene）、三硝基甲苯（trinitrotolene）、2- 乙二硫醇（一种化学合成中常用的保护剂）均有引起本病的报告。

推荐阅读　[1] Vena GA，Foti C，Grandolfo M，et al. Mercury exanthem. Contact Dermatitis，1994，31（4）：214-216.

[2] Schena D，Barba A. Erythema-multiforme-like contact dermatitis from dimethoate. Contact Dermatitis，1992，27（2）：116-117.

[3] Koch P，Bahmer FA. Erythema-multiforme-like，urticarial papular and plaque eruptions from bufexamac：report of 4 cases. Contact Dermatitis，1994，31（2）：97-101.

[4] Abduelmula A，Mufti A，Ho JSS，et al. Erythema Multiforme-Like Contact Dermatitis：A Systematic Review of Characteristics and Treatment Outcomes. Dermatitis，2021，32（6）：e161-e165.

第3节　扁平苔藓样发疹

一、临床表现

扁平苔藓样发疹（lichen-planus-like and lichenoid eruption）是由一些化学物质造成的接触性过敏反应。在接触部位出现深褐色或紫红色丘疹或斑块，伴瘙痒。本病系过敏反应，远隔部位可以出现皮损。

二、诊断

本病应与扁平苔藓鉴别。组织病理学可以与扁平苔藓类似，也可表现为非特异性炎症。接触物接触史及斑贴试验是诊断的关键。

三、常见接触物

常见引起本症的物质是显影剂，通常为对苯二胺衍生物，如 Kodak CD2（4-N，N-diethyl-2-methylphenylenediamine monohydrochloride），Kodak CD3（4-CN-ethyl-N-2-methanesulphonylamino ethyl）-2-methylphenylenediamine monohydrochloride）等。染发剂、斜孔菌、镍、环氧树脂、氨基糖苷类抗生素和工业用甲基丙烯酸酯中的对苯二胺诱发的病例也有报道。金属过敏在口腔苔藓样病变患者中很常见。牙科修复体中的金属化合物过敏可引起邻近口腔黏膜的类苔藓样病变。除此之外，锰作为镍替代物可见于牙科修复体的材料中，有少数病例报道与其相关。铜也被报道过与口腔扁平苔藓相关。与镍、钴等其他常见金属不同，铜的致敏潜力很低，很少引起过敏性接触性皮炎。牙填充剂中的铜过敏可以在口腔黏膜造成类似损害。镍也有引起本病的报告。在美容和美甲行业中，最常出现对丙烯酸酯过敏。在这些行业中，丙烯酸酯主要存在于香水、橡胶制品、假指甲中。丙烯酸盐致敏也偶见于口腔苔藓样接触性皮炎的患者中，丙烯酸酯包含在各种涂层、塑料、义齿、助听器、油漆、关节置换材料、玻璃替代品、丙烯酸钉、油墨和黏合剂。丙烯酸盐由于聚合不充分，残留的单体被释放，从而产生敏化，触发皮疹形成。

药物也是一个重要的诱发因素。如外用含有马来酸氯苯那敏成分的外用药可诱发此种类型的接触性皮炎。一个使用含氨基糖苷类霜剂的学生发生了慢性扁平苔藓样皮疹，斑贴试验发现其对新霉素过敏。另外，环氧树脂、松香等均有引起本病的报告。

第 4 节　淋巴瘤样接触性皮炎

一、临床表现

淋巴瘤样接触性皮炎（lymphomatoid contact dermatitis）是一种假性淋巴瘤，临床特点和组织病理学特征与蕈样肉芽肿（mycosis fungoides，MF）相似，是一种皮肤超敏综合征。淋巴瘤样接触性皮炎最初是 1976 年由 Gómez-Orbaneja 等描述。4 名患者随身携带火柴盒后出现淋巴瘤样皮损，组织病理学及临床特点提示为蕈样肉芽肿的浸润期；询问病史提示大腿皮肤接触火柴盒后播散至其他部位引起相应临床表现；斑贴试验显示对火柴盒的擦火皮强阳性；致敏原被怀疑是火柴盒中的倍半硫化磷。避免进一步接触变应原后患者得以治愈。

与早期蕈样肉芽肿一样，患者表现为瘙痒性红色斑片或斑块，主要累及腹部、大腿和臀部，全身受累少见。

二、组织病理和诊断

有研究者清楚地区分了本病和蕈样肉芽肿的组织病理学差异。海绵状病变和血管周围淋巴样浸润在本病中更为常见，而不典型的淋巴细胞浸润在蕈样肉芽肿中更为常见。本病中偶尔可检测到克隆性 T 细胞受体基因重排，但大多数病例存在多克隆 T 细胞群。

如果可疑接触物斑贴试验为阳性，并且避免变应原后皮损好转，则可以确诊。

三、常见接触物

常见引起本病的变应原范围很广，包括橡胶化合物、染料、金属和防腐剂等，如倍半硫化磷、金、镍、富马酸二甲酯、甲基异噻唑啉酮和偶氮染料。综合1976年以来的文献报道，共确定了以下变应原：二硫化磷、三硫化二磷、乙二胺盐酸盐、环烷酸钴、硫酸镍、偶氮染料、金硫代硫酸钠、IPPD（isopropyl N phenyl p phenylenediamine）、丙烯酸酯、对苯二胺、柚木、甲基异噻唑啉酮、盐酸苄达明、维生素 B_{12} 等。

除了 T 细胞淋巴瘤样接触性皮炎，还有由甲基异噻唑啉酮引起的 B 细胞淋巴瘤样接触性皮炎的报告。1 例由美甲材料引起的淋巴瘤样皮损，患者表现为反复发作的上眼睑无症状性丘疹病，免疫组化显示真皮 $CD30^+T$ 细胞浸润，最终诊断符合 A 型淋巴瘤样丘疹病。斑贴试验显示皮损与美甲材料里面的甲基丙烯酸有关。尚有 1 例与柠檬烯氢过氧化物有关的淋巴瘤样接触性皮炎。柠檬烯氢过氧化物广泛用于化妆品、家庭和卫生行业。1 例阴茎头部位反复发作红斑、斑块的患者，起初患者被考虑为"CD8 阳性蕈样肉芽肿"和"原发性皮肤 CD8 阳性表皮细胞毒性 T 细胞淋巴瘤"，结合患者组织病理学特点和临床表现，诊断倾向于淋巴瘤样接触性皮炎；完善斑贴试验，结果显示硫酸镍和分散蓝 106 的检测结果为阳性，而分散蓝 106 主要存在于纺织染料中，从而说明纺织染料可能是湿疹或非湿疹表现的生殖器过敏性接触性皮炎的触发因素之一。45％的皮肤淋巴瘤患者和38％的假性淋巴瘤患者有阳性的斑贴试验反应，通常致敏物是金属。斑贴试验阳性反应不能单独作为诊断良性疾病的标志物。避免变应原是最有用的疾病管理方法，在没有特定诊断特征的情况下，对淋巴瘤样接触性皮炎的评估应包括全面的病史和检查、斑贴试验、免疫组化活检及淋巴细胞单克隆检测。

推荐阅读 ［1］Fernandez-Canga P，Sanchez-Sambucety P，Valladares-Narganes LM，et al. Lymphomatoid contact dermatitis induced by acrylates mimicking lymphomatoid papulosis. Dermatitis，2018，29（3）：167-168.

［2］Fujita Y，Mizukami T，Maya Y，et al. Vitamin B_{12} allergy manifesting as lymphomatoid contact dermatitis. Eur J Dermatol，2020，30（3）：304-305.

［3］Smets K，Busschots A，Hauben E，et al. B-cell lymphomatoid contact dermatitis caused by methylisothiazolinone and methylchloroisothiazolinone. Eur J Dermatol，2018，28（1）：91-93.

第5节 肉芽肿样发疹

一、临床表现

肉芽肿样发疹系皮肤因文身、注射等途径造成皮肤损伤引起的肉芽肿样损害。变应性接触性肉芽肿样发疹的首个病例发表于 1983 年，涉及耳环中的金，之后其他几种金属及其盐类也被报道引起了肉芽肿样过敏反应，并涉及各种致敏原。有报道金属如锆、硅、镁、铂、铝等可在接触部位引发肉芽肿，即肉芽肿样发疹（granulomatous eruption），可以伴发湿疹样皮损，瘙痒轻微。组织学表现为从肉芽肿到结核样肉芽肿伴纤维蛋白样坏死。其中有些反应是变态反应，有些病因不明。

二、常见接触物

锆盐（zirconium salt）常存在于腋臭的除味剂中，在接触 4 ～ 6 周后可以发生肉芽肿反应，皮疹局限于接触部位。组织病理学改变可见上皮样细胞，有时与类肉瘤（sarcoid）难以鉴别。

铝接触过敏可表现为含铝疫苗接种后形成的肉芽肿。早在 20 世纪 60 年代，注射部位的肉芽肿作为接种含铝疫苗引起的不良反应已广为人知。1980 年，Clemmensen 和 Knudsen 描述了一位表现为瘙痒性肉芽肿的女孩，对铝斑贴试验呈强阳性反应，后证实铝接触过敏和肉芽肿之间存在相关性。20 世纪 90 年代文献报道称在瑞典，接种含铝疫苗儿童出现肉芽肿的比例约为 0.8％，其中 77％～ 95％ 的儿童对铝的斑贴试验阳性。止汗剂和文身中的铝也可以诱发肉芽肿。

此外，采矿、荧光灯管生产和铍合金生产中的铍以及文身色素中汞、铬和钴都可能诱发肉芽肿形成；含镍的胸骨切开术缝合线也是出现肉芽肿反应的原因之一。佩戴含镍耳环引起的肉芽肿样接触性皮炎也曾有报道。

对于体内穿刺性操作，更应该选择惰性金属以避免过敏反应的产生。移除变应原、切除肉芽肿样病变是永久性解决问题的最有效方法，局部和病变部位内注射类固醇只能暂时缓解症状。

尿布皮炎是婴儿中常见的皮肤病，在多数情况下，通过经验性治疗可以缓解。很少有患者出现并发症。而其中肉芽肿的形成可能与接触性刺激性皮炎相关，须与其他诱因（念珠菌病、尿布阻塞、长期外用苯佐卡因和氟化类固醇等因素）区分。

我国有病例报告显示，患者接触硝基苯后 1 h 左右出现恶心、呕吐、面部潮红、四肢肌肉疼痛和乏力；5 天后于额部、口周、鼻周（口罩部位）出现红肿、疼痛，继而出现丘疹、结节，进而融合成片，呈肉芽肿样外观。还有 1 例面颈部外用 0.025% 维 A 酸乳膏后出现化脓性肉芽肿的患者，在停药后皮疹部位出现白癜风。

推荐阅读　［1］Clemmensen O，Knudsen HE. Contact sensitivity to aluminium in a patient hyposensitized with aluminium precipitated grass pollen. Contact Dermatitis，1980，6（5）：305-308.

［2］Bergfors E，Inerot A，Falk L，et al. Patch testing children with aluminium chloride hexahydrate in petrolatum：A review and a recommendation. Contact Dermatitis，2019，81（2）：81-88.

［3］Gente Lidholm A，Inerot A，Gillstedt M，et al. Comparison of reactivity to a metallic disc and 2% aluminium salt in 366 children，and reproducibility over time for 241 young adults with childhood vaccine-related aluminium contact allergy. Contact Dermatitis，2018，79（1）：26-30.

［4］Bergfors E，Trollfors B，Inerot A，et al. Contact allergy to aluminium induced by commonly used pediatric vaccines. Clin Transl Med，2017，6（1）：4.

［5］Hu N，Yi Q，Wang X，et al. Irritant contact dermatitis，multiple pyogenic granulomas and vitiligo following topical application of tretinoin. Dermatol Ther，2020，33（6）：e13966.

第 6 节　色素性紫癜样发疹

一、临床表现

色素性紫癜样发疹（pigmented purpuric eruption）通常表现为接触部位边界清楚的无症状性紫癜性斑疹，无前驱瘙痒或红斑，紫癜逐渐变为棕黄色，然后消失，机制不明。

二、常见接触物

引起本病的物质包括橡胶、染料、生木材及药物等。存在于橡胶衣物、胶皮鞋、胶皮潜水衣、弹力短裤、胶化绷带及弹力乳罩中的橡胶防老化剂可引起本病。苯二胺、钴、环氧树脂、异丁烯酸甲酯、偶氮染料分散兰均有引起本病的报告。引起本病的药物包括秘鲁香脂、普鲁黄、局麻药的共晶混合物（eutectic mixture of local anesthetics，EMLA）、过氧化苯甲酰等。

推荐阅读　［1］Roed-Petersen J，Clemmensen OJ，Menne T，et al. Purpuric contact dermatitis from black rubber chemicals. Contact Dermatitis，1988，18（3）：166-168.
［2］Shimunes E. Purpuric allergic contact dermatitis to paraphenylenediamine. Contact Dermatitis，1978，4（4）：225-229.

第 7 节　硬皮病样发疹

一、临床表现

某些药物或环境因素可以诱发全身或局部皮肤的硬化，而缺乏雷诺现象和特异性自身抗体等硬皮病的特征性表现，称之为硬皮病样发疹（scleroderma-like eruption）。如一位 54 岁妇女，因患有慢性肝炎，肌内注射维生素 K_1 治疗低凝血酶原血症，用量为 10 mg，每周 2 次。1 年后，在双臀部注射部位对称性出现硬皮病样改变。皮损为象牙白色，不规则环形硬化斑，表面光滑有红晕。病理表现为真皮硬化，可见致密胶原纤维及少量成纤维细胞，毛囊皮脂腺消失。斑贴试验维生素 K_1 阴性，皮内试验维生素 K_1 阳性。相关报告指出，注射维生素 K、维生素 B_{12}、镇痛药喷他佐辛和抗病毒药物恩呋替肽（Enfuvirtide）等后，在注射部位可出现局限性硬皮病样反应。

二、常见接触物

引起本病的物质包括某些有机溶剂（如芳香烃溶剂）、石油蒸馏物、色氨酸污染物和掺假的食用油，以及药物，如注射维生素 K、维生素 B_{12}、镇痛药喷他佐辛和抗病毒药物恩呋替肽等。

推荐阅读　[1] Sharma A. Scleroderma-like Disorders. Curr Rheumatol Rev，2018，14（1）：22-27.
[2] Jablonska S，Blaszczyk M. Scleroderma-like disorders. Semin Cutan Med Surg，1998，17（1）：65-76.
[3] Ho J，Rothchild YH，Sengelmann R. Vitamin B12-associated localized scleroderma and its treatment. Dermatol Surg，2004，30（9）：1252-1255.

第8节　痤疮毛囊炎样发疹

一、临床表现

皮肤接触或吸收一些聚卤代芳香烃（polyhalogenated aromatic hydrocarbons）或接触原油及其衍生物可引起痤疮毛囊炎样发疹（acneiform and follicular eruption），暴露部位易发。目前厚重的、油基美发产品仍普遍使用，可能会导致前额痤疮（发膏性痤疮）。

氯痤疮（chloracne）多由吸入或摄入而暴露于氯代烃类化合物（如二噁英）引起，可以出现在遮盖部位，最常见于面部、颈部、耳廓后皮肤、腋下和阴囊，但其他部位也可能受累。临床上，氯痤疮的特征为较大的单形性粉刺，可发展为重度炎性和瘢痕性皮损。

二、常见接触物

引起本症的物质包括某些化学品，如不溶性切削油、煤焦油衍生物和氯代烃类化合物。

第9节　结节和丘疹样发疹

一、临床表现

金敏感个体戴穿透式的金耳环时可以产生结节或丘疹，持续数月不褪，称结节和丘疹样发疹（nodular and papular eruption）。金斑贴试验强阳性。病理表现类似于蕈样肉芽肿，但无蕈样肉芽肿细胞，细胞亚型为 CD8[+]。

二、常见接触物

多与接触金属有关，如对金、银、镍和钯等过敏引起的接触性皮炎可表现为结节丘疹样，可持续数月不褪，停止接触后皮疹仍持续存在。

金属于惰性金属，接触性过敏罕见，多发生于佩戴穿透式金饰品的人群，如佩戴金制耳钉、鼻钉和脐钉等。汗液中的氨基酸可将少量金转化为可溶性形式，被皮肤吸收。佩戴穿透性饰品可使金与真皮直接接触，促进过敏反应的发生，形成肉芽肿，很难消除。患者金斑贴试验可呈强阳性。

有报道一位女性患者在佩戴含钯耳钉后出现结节性皮损，行钯斑贴试验后出现类似皮疹。另有两名患者佩戴金属耳钉后该部位出现结节性病变，3～4周后加重，且治疗抵抗，反复在病灶内注射皮质类固醇只能使病灶暂时消退。第一例患者斑贴试验仅钯呈强阳性，金属耳钉中检出钯，第二例患者斑贴试验钯和镍呈强阳性，但耳环中未检出钯，检出镍和铜。

推荐阅读 ［1］Goossens A，De Swerdt A，De Coninck K，et al. Allergic contact granuloma due to palladium following ear piercing. Contact Dermatitis，2006，55（6）：338-341.
［2］Iwatsuki K，Yamada M，Takigawa M，et al. Benign lymphoplasia of the earlobes induced by gold earrings：immunohistologic study on the cellular infiltrates. J Am Acad Dermatol，1987，16（1 Pt 1）：83-88.

第 10 节　色素性接触性皮炎与 Riehl 黑变病

一、概念

色素性接触性皮炎（pigmented contact dermatitis）系与接触性皮炎有关的色素沉着。其临床特征为色素沉着，皮炎的迹象很少或没有。"色素性接触性皮炎"一词由丹麦皮肤科医生 Osmundsen 首次提出，他发现在哥本哈根一种流行的黑素病实际上是由洗衣粉中含有的"光学增白剂"引起的接触性皮炎。这种化学物质是两种"吡唑啉"衍生物的混合物。

第一次世界大战期间，Riehl 在维也纳观察到几位患者的前额、颞部和颧部都有明显的深棕色到灰褐色色素沉着。Riehl 无法确切地解释这种情况，将其归因于战争时期的食品替代品。后来，Pierini 为 20 个 Riehl 黑变病（Riehl melanosis）的患者做了斑贴试验，发现这些患者对苯胺染料（橙色Ⅱ）有强阳性反应，提示 Riehl 黑变病可能是接触性皮炎。目前，Riehl 黑变病被认为是色素性接触性皮炎的同义词。

二、临床表现

1969 年，丹麦医师 Osmunden 发现在 8 个月内，他所治疗的 120 位患者中，7 位有奇特的色素沉着，其中 4 人有皮炎史，另 3 人无皮炎史。皮损主要在遮盖部位，如背、胸、大腿。当患者想穿长袖衣物来掩盖时，色素沉着的面积也随之增加。色素沉着为棕黄色、青灰色、灰棕色、红棕色、兰棕色等，呈圈状。病理表现为组织色素失调症。Osmunden 发现患者用了一种含有新增白剂 CH3566 的洗衣粉，用 1% CH3566 斑贴试验获得阳性结果，他的发现使 CH3566 广泛应用的灾难得以遏止。

另一个有意思的例子是一位 50 岁的老人，反复发生皮炎及色素沉着，外用糖皮质激素、口服抗组胺药、使用不过敏肥皂都无效。斑贴试验示对镍呈强阳性反应。检查发现其有金属义齿，去除义齿后 3 个月，皮损全部消失，未再复发。

本病临床表现可以分为 3 类：

1. 组织色素失调症性色素性接触性皮炎　虽然本病斑贴试验证实为典型的变应性接触性皮炎，但常不表现出皮炎。患者可能仅主诉色素改变，组织病理类似扁平苔癣，但过度角化轻微，无棘细胞增生及锯齿样棘层松解，带状淋巴细胞及组织细胞浸润缺如。

2. 黑色素增加性色素性接触性皮炎　变应性接触性皮炎及刺激性皮炎均可引起角质形成细胞中的黑色素增加。如在皮肤上反复涂肉桂硫酸钠（sodium lauryl sulphate），表皮内的黑素细胞增加。

3. 含铁血黄素性色素性接触性皮炎　本病的病理过程目前还不完全清楚，但有一些病变可以引起紫癜样皮炎，导致色素增加。

推荐阅读　Daadaa N, Ben Tanfous A. Riehl Melanosis. In：StatPearls［Internet］. Treasure Island（FL）：StatPearls Publishing，2022.

三、常见接触物

本病多与接触衣物中的偶氮染料、织物、润饰剂、香料、化妆品色素、衣物中的杀虫剂、防腐剂、洗衣粉中的漂白剂、橡胶制剂、金属等有关。由于变应原难以检查，治疗非常困难。

四、鉴别诊断

本病须与阿狄森病（Addison diseases）、摩擦性黑变病（friction melanosis）、皮肤淀粉样变，以及药疹、伴有色素沉着的特应性皮炎等鉴别。

1. 摩擦性黑变病　主要发生在骨突部位，如肩胛骨、锁骨、肘膝部等，表现为深棕色或黑色色素沉着，不伴有皮炎或瘙痒，由使用尼龙毛刷或毛巾用力摩擦引起。病理改变为组织色素失调症。斑贴试验阴性。不用尼龙毛刷或毛巾后可逐渐消失。

2. 面部色素性化妆品皮炎（pigmented cosmetic dermatitis）　最易与 Riehl 黑变病混淆。色素性化妆品皮炎的皮损呈弥漫性或网状，黑色或深棕色，边界不清，伴随色素改变可有轻度皮炎或皮炎先发于色素沉着。无全身症状。外用糖皮质激素及口服维生素 C 均无效。组织病理表现为组织色素失调症及表皮基底细胞液化变性，血管周围有淋巴及组织细胞浸润，表皮细胞有萎缩，可能与反复使用糖皮质激素有关。有些病例皮损可扩展至胸部、背部，甚至全身。这可能因为接触致敏后，食入或衣物中含有该物引起。如桂皮醇及其衍生物致敏后，则可通过肥皂、家用织物柔软剂及食物引发全身反应，或者食入桂皮糖即可引起。面部色素性化妆品皮炎主见于使用化妆品者，斑贴试验可找到原因，使用不含变应原的化妆品及洗护用品 1 ～ 2 年有望痊愈。

推荐阅读　［1］Osmundsen PE. Pigmented contact dermatitis. Br J Dermatol，1970，83（2）：296-301.
　　　　　　［2］Shenoi SD，Rao R. Pigmented contact dermatitis. Indian J Dermatol Venereol Leprol，2007，73（5）：285-287.

第11节 白癜风样发疹

一、临床表现

白癜风样发疹（vitiligo like eruption）的临床表现类似于白癜风，变应性和刺激性接触性皮炎均可引起本症。接触引起的皮肤白斑可能通过破坏黑素细胞、黑素阻遏或还原黑素等几种机制而产生。其临床表现和组织病理学与白癜风没有区别，诊断关键在于病史。

二、常见接触物

职业性危害因素包括氢醌单苯甲醚（莫诺苯宗）、对叔丁基邻苯二酚、对叔丁基苯酚、对苯二胺、氨基酚、对叔戊基苯酚、氢醌和甲醚等。染料、香料、去污剂、清洁剂、杀虫剂、橡胶制品、黑色的袜子和鞋、眼线笔、唇线笔、口红、牙膏、含酚类衍生物的防腐剂、含碘化汞的"杀菌"皂以及含砷化合物也可引起。美白化妆品报告较多。

推荐阅读　［1］Ghosh S，Mukhopadhyay S. Chemical leucoderma：a clinico-aetiological study of 864 cases in the perspective of a developing country. Br J Dermatol，2009，160（1）：40-47.

［2］Ghasri P，Gattu S，Saedi N，et al. Chemical leukoderma after the application of a transdermal methylphenidate patch. J Am Acad Dermatol，2012，66（6）：e237-238.

［3］Alikhan A，Felsten LM，Daly M，et al. Vitiligo：a comprehensive overview Part I. Introduction，epidemiology，quality of life，diagnosis，differential diagnosis，associations，histopathology，etiology，and work-up. J Am Acad Dermatol，2011，65（3）：473-491.

［4］Ruiz-Villaverde R，Navarro-Triviño FJ. Contact vitiligo following allergic contact dermatitis. Sultan Qaboos Univ Med J，2022，22（1）：152-153.

［5］Trattner A，David M. Hair-dye-induced contact vitiligo treated by phototherapy. Contact Dermatitis，2007，56（2）：115-116.

［6］Harris JE. Chemical-Induced Vitiligo. Dermatol Clin，2017，35（2）：151-161.

第 12 节　大疱性发疹

一、临床表现

大疱性发疹（bullous eruption）或大疱样接触性皮炎（bullous contact dermatitis）皮损及组织病理类似于大疱性类天疱疮，但免疫病理阴性。

二、常见接触物

对苯二胺是引起大疱样接触性皮炎的常见物质，它是一种强变应原，常出现在染发剂、黑色海娜（海娜是指用植物染料在手脚等处涂绘，主要流行于南亚、中东、北非等地区）、黑色衣服中。对苯二胺可与纺织品染料发生交叉反应，并可使个体致敏。染发剂使用频率的增加和使用时间的延长可能导致严重过敏，有时是大疱性的，甚至是全身过敏反应。桂皮醛或桂皮醇也可以引起大疱样接触性皮炎。如一位女性患者，每月定期涂绘黑色海娜，每次头皮都会发痒。在 4 天内连续涂绘 2 次黑色海娜后，面部、发际、颈部、胸部、四肢出现红斑及大疱，眼睑、耳郭肿胀 3 天，口服激素和抗组胺药物后，面部、胸部和上肢的病变在 1 周内消退，但大腿持续出现红斑和大疱。她经常穿黑色尼龙低腰裤。考虑到黑色纺织品中含有对苯二胺或纺织品染料与对苯二胺可能发生交叉反应，医生建议她只穿浅色的棉质衣服。第二天，病变开始愈合。皮疹消退后 6 周行斑贴试验检查，包括印度基线系列、化妆品和香水系列、黑色海娜和一块黑色布，对苯二胺、黑色海娜和黑色布均为强阳性反应。

硫柳汞也可诱发大疱性接触性皮炎。一名 37 岁男性手背反复出现大疱性病变 9 个月。双手均有多发的水疱、大疱，基底无红斑。此外，他还有结膜炎，眼睑有瘙痒性红斑。这些症状都是他使用含硫柳汞的眼药水后出现的。斑贴试验显示对硫柳汞和滴眼液都有强阳性反应。停止使用滴眼液后，眼部和皮肤症状消退。

一位女性局部注射利多卡因 20 mg/ml 与肾上腺素 1∶100 000 麻醉后 12 h 内，注射部位附近出现瘙痒性红斑、水疱和丘疹，24 h 后发展为疼痛性大疱。利多卡因 0.01 mg/ml（0.001％）、0.1 mg/ml（0.01％）和 1 mg/ml（0.1％）皮内试验在 15 min 和 24 h 后均为阴性。行斑贴试验利多卡因呈阳性反应，与其他局麻药无交叉反应。

泽漆（一种植物）、旱金莲、敌敌畏（有机磷农药）、隐翅虫等引起的大疱性接触性皮炎亦有报道。

推荐阅读 [1] Voorberg AN，Schuttelaar MLA. A case of postoperative bullous allergic contact dermatitis caused by injection with lidocaine. Contact Dermatitis，2019，81（4）：304-306.
[2] Almiş H，Bucak IH，Tekin M，et al. Acute irritant bullous contact dermatitis caused by Euphorbia helioscopia. Contact Dermatitis，2015，72（3）：184-185.

第 13 节　脓疱性发疹

一、临床表现

脓疱性发疹（pustular eruption）或脓疱性和痤疮样发疹（pustular and acne-like eruption）指接触含镍、铜、汞、砷等金属盐类及其他某些化合物引起的一过性无菌性脓疱。机制不明。有人认为是刺激性反应，有人认为是变应性反应。

对于典型痤疮发病部位之外出现的毛囊炎或痤疮样皮损，要考虑该病的可能。如一位 34 岁女性皮肤外伤后使用汞溴红（红药水）消毒，数小时后消毒部位出现局限性红斑和表浅的脓疱，外用糖皮质激素数天后逐渐消退。一名女性理发师面部反复皮疹 3 个月，表现为双面颊红斑，上有脓疱和黄痂，皮疹在换用新的面霜后出现，总是在进入美发沙龙时加重。行斑贴试验甲醛呈阳性，她工作和家庭使用的洗发水和新面霜中均检测到甲醛。另一个 15 岁的女孩，面部、身体和手瘙痒性丘疹，之后逐渐出现结痂，怀疑为脓疱病。斑贴试验检测出了对甲醛接触过敏。她使用的一种洗发水检出了甲醛。当她停止使用含有甲醛的护肤品时，身体和手上的皮疹逐渐消失。

二、常见接触物

多由接触金属盐（如镍、铜、汞、砷等）或巴豆油、矿物油、焦油、切割液、萘等刺激物引起。

推荐阅读　［1］Linauskiene K，Isaksson M. Allergic contact dermatitis from formaldehyde mimicking impetigo and initiating rosacea. Contact Dermatitis，2018，78（5）：359-361.

［2］Barrazza V，Ollivaud L. Merbromine-induced pustular contact dermatitis. Contact Dermatitis，1999，40（4）：219.

第 14 节　中毒性表皮坏死松解症样发疹

临床表现

中毒性表皮坏死松解症样发疹（toxic epidermal necrosis-like eruption）的临床表现类似于中毒性表皮坏死松解症，属于重症药疹，表现为表皮广泛坏死和剥脱，受累面积≥30％，亦称为中毒性表皮坏死松解样接触性皮炎。

如一位女性在接触化肥尿素后 3 天，全身出现中毒性表皮坏死松解症样发疹，最终死亡。Aoyama 曾报道一例二氧化硫脲诱发的中毒性表皮坏死松解症样接触性皮炎。一位 58 岁男性患者，长期从事纺织行业工作。患者第一次使用二氧化硫脲 3 周后，右臂及大腿出现皮肤红斑及糜烂，予抗组胺药和糖皮质激素治疗后未见好转，且仍持续接触二氧化硫脲，后皮肤红斑逐渐扩散到未接触化学品的部位，并出现薄壁水疱，超过 30％体表面积受累。病理提示中毒性表皮坏死松解症样改变，二氧化硫脲斑贴试验和淋巴细胞刺激试验呈阳性反应。也有报道古龙香水、农思它（除草剂）导致的中毒性表皮坏死松解症样接触性皮炎。

推荐阅读　［1］Aoyama Y，Kouchi K，Hiramitsu Y，et al. Generalized eruption with histopathologic toxic epidermal necrolysis caused by occupational exposure to thiourea dioxide. Eur J Dermatol，2009，19（5）：509-511.

［2］Thompson JA，Wansker BA. A case of contact dermatitis，erythema multiforme，and toxic epidermal necrolysis. J Am Acad Dermatol，1981，5（6）：666-669.

［3］姜萍，宋馥香，张民夫. 中毒性表皮坏死松解症样接触性皮炎一例. 中华皮肤科杂志，1994，27（2）：118.

第15节　红斑性剥脱性皮炎样发疹

临床表现

红斑性剥脱性皮炎样发疹（erythematous and exfoliative eruption）表现为局限性或弥漫性红斑，伴或不伴有丘疹、水疱，随即发生皮肤剥脱，可持续数周。机制不明，其中有些是变态反应。

接触三氯乙烯（trichloroethylene）和溴甲烷（methyl bromide）可引起剥脱性皮炎样发疹（exfoliative eruption）。皮内注射倍他米松也有引起剥脱性皮炎的报告。用中药外洗也可引发剥脱性皮炎。

推荐阅读　［1］Wilkinson SM，Smith AG，English JSC. Erythroderma following the intradermal injection of the corticosteroid budesonide. Contact Dermatitis，1992，27（2）：121-122.
［2］Nakayama H，Kobayashi M，Takahashi M，et al. Generalized eruption with severe liver dysfunction associated with occupational exposure to trichloroethylene. Contact Dermatitis，1988，19（1）：48-51.
［3］Hezemans-Boer M，Toonstra J，Meulenbelt J，et al. Skin lesions due to exposure to methyl bromide. Arch Dermatol，1988，124（6）：917-921.

第16节　血管闭塞性接触性皮炎

临床表现

2004年报告了一例75岁老人背部使用消炎止痛药物非普地醇（fepradinol）喷雾2天后，接触部位发生了紫癜性丘疹坏死性皮疹。使用该喷雾原物及0.1％、1％和2％非普地醇做斑贴试验呈阳性反应。而30例正常人对照斑贴试验为阴性。皮损组织病理显示血栓性血管病变，伴表皮坏死，但是缺乏相关的白细胞碎裂性血管炎表现，称为血管闭塞性接触性皮炎（vascular-occlusive contact dermatitis）。

推荐阅读　Santos-Briz A，Antúnez P，Muñoz E，et al. Vascular-occlusive contact dermatitis from fepradinol. Contact Dermatitis，2004，50（1）：44-46.

第 17 节　汗疱疹样类天疱疮样发疹

有报告镍过敏者由于食入食物中的镍造成手部汗疱疹样类天疱疮样发疹（dyshidrosiform pemphigoid eruption），低镍饮食可以消退。

第 18 节　带状疱疹样接触性皮炎

有报告荔枝蝽（一种昆虫）可以引起带状疱疹样接触性皮炎。

推荐阅读　Lu LY，Yen H，Chen WT. Zosteriform contact dermatitis mimicking herpes zoster. Contact Dermatitis，2021，85（6）：706-707.

第 19 节　血管性水肿样接触性皮炎

一名 14 岁女孩因感冒在鼻周涂抹了蜂胶，第二天面部出现红斑，明显肿胀。当时诊断为血管性水肿，予系统性糖皮质激素和抗组胺药治疗后好转。后行斑贴试验，蜂胶在第 2 天和第 5 天均呈强阳性反应。

推荐阅读　Lee SX，Boontaveeyuwat E，Thaiwat S，et al. Severe allergic contact dermatitis mimicking angioedema caused by propolis used as a traditional remedy. Contact Dermatitis，2018，79（3）：185-186.

第 20 节　甲银屑病样接触性皮炎

大蒜是一种葱科蔬菜。有报道大蒜引起刺激性接触性皮炎临床上与甲银屑病相似。一位 64 岁女性，手剥大量大蒜后，第 2 天双手指尖出现严重红斑性皮疹，伴有瘙痒，并迅速进展，甲下出现角化过度和皲裂。所有手指的甲下皮肤有痂皮和糜烂性红斑，甲板变形伴甲下角化过度和出血。组织病理学检查显示表皮及血管周围淋巴细胞浸润，伴角化过度及不规则棘层增厚；未见 Kogoj 海绵状脓疱，也未见带状炎症细胞浸润。大蒜主要过敏原二烯丙基二硫醚的斑贴试验结果为阴性。最终诊断为大蒜引起的刺激性接触性皮炎。

推荐阅读 Takeuchi S，Matsuzaki Y，Ikenaga S，et al. Garlic-induced irritant contact dermatitis mimicking nail psoriasis. J Dermatol，2011，38（3）：280-282.

第13章
接触性皮炎的诊断

第1节　病史采集

一、发病情况及接触史

急性接触性皮炎往往起病急。应仔细询问发作前几天内的工作及生活接触史，如衣物、化妆品、沐浴液、香皂、护肤霜等的变化以及是否用外用药等，经常可以提示病因。慢性接触性皮炎病因往往很复杂或不被患者注意，更需仔细询问。

对于一个疑为接触性皮炎的患者，要从职业及非职业两个方面的接触来考虑。职业的接触包括：生产过程中的原料及产品、中间产物、运输工具、贮存工具、邻近车间的原料及产品，以及生产过程中的卫生防护用具，如肥皂、防晒霜、面罩等。工厂医务室中常用的药物及用具也应询问。对于不同职业常见的刺激物及致敏原均应有充分了解，做到心中有数。非职业的接触包括：居家、旅游、业余爱好（如钓鱼、养花、绘画、照相等）都应询问。

瞿保国等曾报告，某居民楼周围发生了流行性皮炎，皮炎主要发生在外露部位，急性期为红斑、瘙痒、针尖大小的丘疹、丘疱疹，触之刺痛。有些患者还出现湿疹化、渗液，长期不愈则角化肥厚，病因不明。经仔细研究患者的皮损及分布，发现患者居室周围均有仙人掌，最后证实皮炎系由仙人掌毛刺引起的刺激性皮炎。

二、自觉症状

瘙痒是最常见的症状，程度随个体差异变化很大。有些人全无瘙痒，有些人则痒至彻夜难眠。刺激性接触性皮炎一般有刺痛感，光毒性皮炎也多有疼痛。接触性荨麻疹除瘙痒外还有刺痛感，但一般在洗掉接触物后很快消失。有些患者还可能有全身症状，如乏力、发热、恶心、呕吐等。

除系统性接触性皮炎外，一般接触性皮炎皮损多与暴露范围一致，急性刺激性皮炎在接触刺激原后数分钟至数小时内发生红肿，以瘙痒感、烧灼感、疼痛感为主，而瘙痒在过敏性接触性皮炎中更为常见。

三、加重因素

加重因素往往可以提示病因，即便不能，了解加重因素对减轻症状也会有帮助。手部水疱性湿疹对加重因素的反应期一般为 1～3 天，故提示患者回忆近 3 天的接触史，有助于找出加重因素。职业性接触性皮炎多在休假期减轻。光敏性皮肤病多在春季发生，夏季波动，秋季减轻。温度、湿度、食物、情绪、出汗、服药、日晒、感染等对接触性皮炎都有影响。

四、皮肤病史

应详细采集患者及家族皮肤病史。幼年时有严重特应性皮炎者，日后易发生刺激性皮炎。在特应性体质者中，接触性荨麻疹，尤其是由生的食物引起的唇及手的荨麻疹非常常见。动物皮毛引起的接触性荨麻疹可能加重特应性皮炎患者上肢及口周的皮炎。

既往变应性接触性皮炎史很重要。难以解释的皮炎可能与以往过敏有关。

既往小腿皮炎史往往提示其可能会对外用药物过敏。胶布过敏史则提示对松香过敏，并可能与香料有交叉反应。注意新型的脱敏胶布不含松香，其成分为丙烯酸盐。

银屑病史及家族史也要详问，有时银屑病与慢性接触性皮炎难以鉴别。如发生于手掌及足底部的银屑病极易与湿疹混淆，线状接触性皮炎也可类似于同形反应。全身性疾病，如营养性锌缺乏症或肠病性肢端皮炎也可出现湿疹样改变。代谢性疾病如苯丙酮尿症以及维生素缺乏症等也可出现湿疹皮炎。

五、用药史

问询用药史是不容忽视的一环。许多接触性皮炎并非原发接触物所致，而是治疗用药所致。而许多患者由于缺乏认识，认为外用药是治疗疾病的，不会引起疾病，所以在问询接触史时往往不报告用药史，造成漏诊。如一位患者的腕部开水烫伤后，外用某种药膏，结果发生了水疱渗液，如果仅诊断烫伤，则忽略了药物导致接触性皮炎的可能。另外，对某种药物接触致敏后，当内服或注射同种或同类药物时，可以引发一个对称性的全身性皮炎，或其他系统性接触性反应，所以服药史的问询也很重要。

推荐阅读 瞿保国，占明国.仙人掌皮炎的调查.中华皮肤科杂志，1989，22：174-175.

第2节　皮肤科专科查体

一、部位及形态

皮损部位及形态常能提供诊断线索。如镍过敏，多见于金属眼镜眶、金属纽扣、乳罩、脐周（皮带金属扣）、表带的接触处及静脉穿刺部位。内衣松紧带中的橡胶制品也可出现特征性的皮炎模式，如在腰周、腿根部发生皮炎。气源性刺激性皮炎多见于粉尘及纤维飞沫等易于存留的部位，如眼睑、颈部、衣领下、前臂及腿部。发膏剂痤疮（pomade acne）由发油引起，皮损仅见于前额或颞部，而化妆品引起的痤疮见于整个面部。

二、熟悉接触模式

临床上经常遇到的问题是在病史采集过程中，由于患者对问题认识不清，往往不能正确回答，这就要求临床医师必须熟悉不同接触物、不同接触方式所造成的不同皮炎模式。如电话员常在示指的指腹或整个手掌发生接触性皮炎，而打字员多在十指指腹，教师及速记员往往在拇指、示指指腹及三指侧缘发生皮损。根据皮损部位模拟接触物接触情况对诊断有帮助。

但并非所有接触性皮炎都发生在常见接触部位，如指甲油使用者可以在眼睑、阴部及颈部出现接触性皮炎，而甲周罕见。考虑部位与接触物的关系时，一定要多方面考虑，仔细分析。如一位40岁的男性，因为治疗足癣而使用水杨酸苯甲酸软膏，几天后在阴部出现了急性湿疹样改变。外用糖皮质激素及口服抗组胺药治疗无效。经仔细询问病史，才发现阴部湿疹是由于手部接触抗真菌药膏后未洗净，在小便时擦至阴部所致。告知用药后仔细洗手及使用工具上药后，患者阴部湿疹逐渐痊愈。

三、因"间接"使用而接触

体现部位与接触物的复杂性最好的例子就是夫妻间的接触。妻子阴部的皮炎可能由于橡胶避孕套或精液引起。男性阴部湿疹也可由于对避孕药膏过敏。女性的化妆品可以在男性面部及躯干部引发接触性皮炎，而男性的剃须膏也可引发女性的接触性皮炎。故一定要多方面考虑变应原与临床的关系。

四、皮损形态

皮损的形态也有诊断价值。如点线状或条索状的皮损可能由液体流溅引起，植物光毒性皮炎也多呈点线状。额部环带状的红斑可能由帽子引起，臀部环状的皮损可能由马桶坐垫所致。如一位外用碘酒造成腰背部大片接触性皮炎的患者，在皮肤检查时发现红斑周围伸展出条状皮损，提示是液体下流所致，提示了病因。

溃疡性皮损主要由皮肤刺激引起，如强酸或强碱的刺激。氧化钙、氢氧化钙、氢氧化钠、硅化钠、氰化钾、磷酸三钠、铍、砷、镉及铬均可引起溃疡。溶剂如二硫化碳、丙烯腈及气体氧化乙烯也可引起溃疡。

朱光斗等报告了夏季喷漆竹席引起295例接触性皮炎，很有意义。皮疹虽然主要分布在接触部位，但轻者只发生在耳垂及耳缘。严重者面部高度水肿，少数人还表现为四肢散在丘疹或丘疱疹，还有表现为线形、脓疱、毛囊性丘疹、多形性红斑样皮疹及自家过敏性皮炎样损害。本报告对于我们辩证地认识接触性皮炎的部位及形态很有价值。

推荐阅读　［1］Veien NK. Clinical Features. //Rycroft RJG，et al. Textbook of Contact Dermatitis. Berlin：Springer-Verlag，1992：151-204.
　　　　　［2］朱光斗. 295 例喷漆竹席皮炎报告. 临床皮肤科杂志，1992，21（5）：245-246.

第3节　变应性接触性皮炎的组织病理学诊断

一、表皮

最突出的特点是海绵形成，可以是局灶性的，也可以均匀分布；可以限于表皮基底层，也可以扩展到颗粒层；还可以形成表皮内水疱、大疱。疱壁参差不齐，围绕以海绵形成。

表皮内单核细胞浸润，有时也可以见到中性粒细胞及嗜酸性粒细胞。细胞主要聚集在水疱内，水疱最终在表皮表面破裂，细胞内也可以发生水肿。

二、真皮

真皮乳头层水肿，酸性黏多糖沉积，毛细血管扩张充血，淋巴管扩张，真皮浅层及中层血管周围密集单核淋巴细胞浸润，严重者可以波及真皮下部及皮下脂肪。毛囊皮脂腺管周围也有密集细胞浸润。可见嗜酸性粒细胞，尤其在变应原接触 72 h 或 96 h 后，可有较多嗜酸性粒细胞。嗜碱性粒细胞也常常存在，一般不见中性粒细胞。

三、急性期皮炎

表皮海绵水肿，角质层呈网篮状；表皮无增生改变；真皮浅层血管扩张、充血、乳头水肿，胶原纤维纤细，浅层血管周围中度致密混合类型细胞浸润，包括淋巴细胞、组织细胞，偶见嗜酸性粒细胞及浆细胞。重症者表皮内水疱形成；可出现血疱；继发感染可在真皮浅层及疱液内出现中性粒细胞浸润。表皮角质层外有结痂，浆液性痂为均一、红染的物质，脓疱为脓痂。

四、亚急性期皮炎

表皮仍可见海绵水肿，但出现棘层肥厚，表皮突增宽延长，角化不全及痂屑、真皮乳头增厚、胶原纤维变粗、红染。

五、慢性期皮炎

表皮银屑病样增生，出现角化亢进及角化不全；真皮乳头增厚，胶原粗厚红染，与表皮垂直。瘙痒搔抓越剧烈，胶原粗厚越明显。表皮内的海绵水肿轻或缺如。

第4节　刺激性接触性皮炎的组织病理学诊断

一、表皮

组织病理随刺激原的性质、浓度、个人的反应性等变化很大，变化主要发生在表皮。表皮的组织病理改变可以与变应性接触性皮炎完全相似，但突出的改变是表皮坏死，可出现糜烂及溃疡；棘细胞广泛细胞内水肿（气球样变），海绵形成轻微。Willis研究了不同刺激原48 h斑贴试验的组织病理，发现从角质形成细胞角化不成熟，轻微海绵形成到坏死样改变均可发生。但一般刺激性皮炎最初的变化是细胞核固缩，失去细胞质染色特征。如果刺激再强烈，则可发生表皮坏死，形成表皮内或表皮下水疱和大疱。中性粒细胞浸润，形成角质层下或表皮内脓疱。白细胞在表皮内的浸润与肉眼病损严重程度间无太大关系。有时，脓疱主要限于毛囊周围，如巴豆油及金属铬、镍、汞盐形成的刺激性皮炎。也可出现海绵形成。角质形成细胞间可见单核细胞浸润。一些刺激物可以产生棘层松解。

二、真皮

真皮完全没有水肿或轻微水肿，毛细胞血管及淋巴管可以零散轻度扩张，血管周围有时有细胞浸润，主要是单核细胞或单核细胞与中性粒细胞混合浸润，嗜酸性粒细胞缺如。反应严重者，可以在真皮浅层见到中性粒细胞核尘。

第5节　光接触性皮炎的组织病理学诊断

一、光变应性皮炎

光变应性皮炎组织病理与变应性接触性皮炎类似，但表皮中可见坏死的角质形成细胞，真皮血管周围有中性粒细胞浸润可以帮助鉴别。

二、光毒性皮炎

光毒性皮炎组织病理与刺激性接触性皮炎类似，表皮坏死，棘层细胞气球变性，网状变化。可见中性粒细胞浸润。

第6节　接触性皮炎的免疫组织病理学诊断

一、炎症相关分子

变应性接触性皮炎中，角质形成细胞间黏附分子 -1（intercellular adhesion molecule，ICAM-1）表达上调。但近年研究发现在刺激性接触性皮炎中，也存在 ICAM-1 表达上调及淋巴细胞功能相关抗原 -1（lymphocyte function associated antigen-1，LAF-1）阳性白细胞增加。体外研究发现，刺激物也可以直接刺激角质形成细胞表达 ICAM-1。许多细胞因子如 IL-6、TNF-α、IL-1β、IL-2、粒细胞–巨噬细胞集落刺激因子（granulocyte-macrophage colony-stimulating factor，GM-CSF）等在刺激性接触性皮炎的表达中也增加。角质形成细胞 HLA-DR 抗原的表达似乎可以反映过敏反应，但近年发现其在刺激性接触性皮炎中也有一定表达。

二、共同通路学说

表皮内朗格汉斯细胞计数及细胞表型在变应性及刺激性接触性皮炎均未发现明显差别。因此，目前人们设想，在刺激性接触性皮炎及变应性接触性皮炎间可能存在共同通路。变应原或刺激原均可直接刺激角质形成细胞活化，产生细胞因子，如 IL-1、TNF-α、CSF-1 等，诱导初始炎症。此时如果机体修复功能占优势，则皮炎可以中止。如致病作用占优势，则炎症进一步发展，淋巴细胞聚集。如果致病物质是刺激物，则与角质形成细胞一起诱导刺激性反应。如果是变应原，则特异性 T 淋巴细胞被激活，迟发性超敏反应参与炎症反应，炎症进入放大期，形成变应性接触性皮炎。

第7节　各部位常见的接触性皮炎

一、头皮

虽然头皮血运丰富，吸收好，但接触性致敏却很少见。比如发胶、染发剂、香波等常在使用者的手指引起变应性接触性皮炎，但在头皮上却少见。机制不明。虽然变应性接触性皮炎可以发生，但比起使用量来，相对发生率要低得多。头皮的变应性接触性皮炎往往在发迹周缘，如耳轮及耳后皮肤及双睑炎症更明显。

二、面颈部

面颈部是光敏感性皮炎及气源性接触性皮炎的好发部位。两者应注意鉴别。面部接触性皮炎最常见的病因是化妆品，不做斑贴试验很难诊断。化妆品中的香料、防腐剂、染发剂、香波中的一些成分是其变应原。使用含铬的肥皂可以引起色素性接触性皮炎。某些化妆品还可引起色素减退。此外，金属眼镜框中的镍，帽子或面罩中的甲醛也是引起面部接触性皮炎的原因。手部接触的各种变应原可以通过手-面接触传至面部，甚至其他人的面部。

三、唇及口腔

唇部接触性皮炎主要由化妆品或食物引起。可以造成唇炎及接触性荨麻疹。

口腔黏膜可由食物、口香糖、牙膏、牙填充剂、义齿、外用药等引起。

四、眼睑

眼睑接触性皮炎非常常见，这不仅与此部位皮肤薄、嫩、通透性高有关，还与眼睑对接触因素暴露机会多有关。眼睑刺激原及变应原有以下几大来源：

1. 手-眼接触　手揉眼，可将手接触到的物质带到眼部。

2. 气源性刺激原及变应原。

3. 全身性过敏。

4. 眼部化妆品。

5. 滴眼液及外用药膏　如碘苷（疱疹净）眼药水接触性皮炎。

6. 不恰当外用糖皮质激素也常造成慢性眼睑皮炎。

五、耳部

治疗脂溢性皮炎的药物可造成耳部接触性皮炎。置于耳中的物体如助听器等也可造成皮炎。有人有用火柴棍掏耳的习惯，而火柴头中含有的铬是常见的变应原。耳郭上的接触性皮炎主要由首饰引起，穿透性的耳环是引起金属（如镍）过敏的重要原因。另外，染发剂也可在耳轮引起接触性皮炎。

耳郭尤其是顶部也是光接触性皮炎的好发部位。

六、颈部

单发颈部的接触性皮炎主要是由首饰所致，如金属首饰中的镍以及木制首饰内的一些成分；衣领的摩擦及衣领内商标标签的刺激及过敏也是常见原因。

七、躯干

引起躯干接触性皮炎的接触物有乳罩、纽扣、皮带上的金属镍；弹力衣物中的橡胶，以及浴液、香皂、洗发剂中的香料、防腐剂等，衣物本身的刺激及其中所含的甲醛和染料也是重要原因。

八、腋部

腋部接触性皮炎主要由除嗅剂、浴液及衣物中的染料引起。如曾经接诊 2 例用化妆品治疗腋臭引发了接触性皮炎，其中 1 例发展为中毒性表皮坏死松解症。

九、上肢及腕部

常见上肢及腕部接触性皮炎与手表或腕部饰物有关，上肢伸侧也是光接触性皮炎的好发部位。

十、手部

手部是接触性皮炎的好发部位，工作及生活中许多刺激原及变应原均可在手部发生湿疹样改变，由于常见，手部皮炎已经成为一个新的诊断名称。这将在本套丛书《手部湿疹的诊断与治疗》分册中详细讨论。

十一、肛周及会阴部

肛周及会阴部也是接触性皮炎的好发部位。婴幼儿及大小便失禁的老人，粪尿及尿布的刺激易引发刺激性皮炎。过分清洗也可造成刺激性皮炎。夫妻间的接触及手部–阴部的接触传播，可使变应原复杂化。如，指甲油可以造成女性外阴部的接触性皮炎。外用抗真菌药和治疗痔疮的药物均可引起变应性接触性皮炎。

食入的刺激原和变应原除引起消化道反应外，也可在肛周引起发疹。男子使用春药及女子在阴部使用香水均可引起阴部的皮炎。有精液致女性阴部过敏性皮炎及避孕套致外阴接触性皮炎的报告。

手部接触的物质也可以通过搔抓或大小便时传至会阴部。

十二、腿部

大腿部的接触性皮炎可由衣兜内的物品引起，如一位 20 岁男性，夏季右大腿外侧持续不愈"盘状湿疹"，治疗效果不佳，镍斑贴试验呈强阳性。仔细检查系由裤兜内的金属钥匙引起。大腿部的痤疮毛囊炎性发疹可能由于裤子沾染了含原油及其衍生物的油类。衣物中的染料、甲醛以及鞋中的橡胶等也是引起腿部及足部接触性皮炎的常见原因。小腿皮损可由弹力袜中的橡胶制剂及衣物中的染料或润饰剂引起。

十三、足部

足部接触性皮炎多由于鞋中的橡胶制剂、鞣化皮革中的铬及鞋黏合剂引起。足部皮炎治疗药物引起的继发接触性皮炎也不应忽视。由于足部皮炎时间长，使用外用药时间长、种类多，继发药物性接触性皮炎也不少见。Saha 研究发现 78％的足部皮炎患者至少对一种常见外用药有反应。

十四、全身

直接接触引起的全身性接触性皮炎比较少见。多见于衣物引起，如 Hansen 报告了 9 例对黑"天鹅绒"中的染料过敏的患者，5 例由裹腿引起，4 例由上衣引起，但皮损均为全身性，可能因衣服可以与全身皮肤接触。衣物中的染料及润饰剂是常见的变应原。纯棉及化纤衣料均不致敏，羊毛也不易致敏，但羊毛衣物可引起机械性皮炎。全身吸收变应原引起的系统性接触性皮炎较易发展为全身性。详见系统性接触性皮炎的相关章节。

推荐阅读 Hausen BM. Contact allergy to disperse blue 106 and blue 124 in black "velvet" clothes. Contact Dermatitis，1993，28（3）：169-173.

第 8 节　接触性皮炎的变应原相关实验室检查

接触性皮炎的实验室检查共包括 7 类试验：①斑贴试验；②检测速发型接触性反应的皮肤试验；③光斑贴试验；④变应原体外试验；⑤变应原定性及定量测定试验；⑥口服激发试验；⑦敏感者体内变应原浓度测定。

一、斑贴试验

斑贴试验是检测接触变应原最经典、最可靠的方法，简便易行，迄今已有 100 年的历史，是皮肤科医师必须掌握的基本技能之一。有关斑贴试验的详细介绍见斑贴试验相关章节。

二、检测速发型接触性反应的皮肤试验

检测速发型接触性反应的皮肤试验包括点刺试验、划痕试验、封闭划痕试验、开放应用试验及摩擦试验等，适用于变态反应性及非变态反应性速发型接触性反应的诊断。由于近年速发型接触性反应不断增多，且速发型反应在湿疹皮炎的发病过程中有一定意义，故皮肤科医师也应掌握有关速发型反应的实验技能，而不能认为其是变态反应科医师的事。

三、光斑贴试验

光斑贴试验主要用于检测接触性光变应原。随着社会的进步，人类与日光的关系在发生巨大变化。平时接触日光很少的人，可以到阳光充足的海滨去度假；衣服款式的改变，使人们对日光的暴露程度也随之改变；新式的服装材料及染料可以大大改变人们接受日光的辐射量；大气臭氧层的破坏使人们被迫接受越来越多的紫外线；新的工业材料、药物或化妆品增加了人们产生光敏感性皮炎的机会；各类遮光剂，防晒霜所导致的皮炎更使接触性皮炎复杂化。因此，光斑贴试验也是皮肤科医师所应掌握的技能之一。

四、体外试验

体外试验检测变应原是人们一直追求的目标，而斑贴试验等体内试验在人体上操作，有一定的风险性及合并症。体外试验无副作用，患者不需反复复诊，是变应原检测试验的发展方向。目前报告的试验有特异性淋巴细胞转化试验、巨噬细胞移动抑制试验等。由于接触性皮炎发病机制复杂，目前还没有哪一种体外试验能完全体现体内情况，实验的可靠性不高，尚需进一步研究。

五、变应原定性及定量测定试验

变应原定性及定量测定试验可以对生产及生活环境中存在的变应原进行定性或定量测定，以明确患者现实生活中变应原的来源，这是诊断中非常重要的一环。由于人类在生产及生活环境中接触的物质有多种，每种物质的成分丰富，未全部被广大医师及皮肤病患者所认知，故如要确定患者对某种物质过敏，是否在工作及生活中与其接触，最有效的办法就是对变应原进行检测。如经斑贴试验发现患者对甲醛过敏，患者在日常工作及生活所接触的物质中，到底哪些含有甲醛，则需靠本试验确定。

六、口服激发试验

口服激发试验主要用于系统性接触性皮炎的诊断。如文献报告中对常规斑贴试验阴性的汗疱疹患者，可采用镍、铬、钴口服激发试验。如硫酸镍首剂 0.6 mg 口服，2 天后增至 1.25 mg，再 2 天后增至 2.5 mg，如此直到出反应为止（最大剂量 5.5 mg）；铬可采用 2.5 mg 重铬酸钾口服，钴可用 1.0 mg 氯化钴口服。

对于药物的口服激发试验应慎重。由于药物种类繁多，千差万别，迄今还没有几种药物建立了标准化的斑贴试验方法，因此，药物斑贴试验阴性者，很大程度上还不能排除其过敏。应改变方法，重复试验。如多次试验均阴性，而患者又必须知道是否有反应，方可在密切监护下行激发试验。

怀疑为Ⅰ型变态反应或有Ⅰ型变态反应史的患者，不应进行激发试验。口服激发试验并非能完全检出系统性接触性皮炎。有人报告了由整牙器具引起的5例系统性接触性皮炎，1例斑贴试验及口服激发试验均阳性，3例斑贴试验阴性而口服激发试验阳性，1例口服激发阴性而斑贴试验阳性。

七、体内变应原测定

敏感者体内可疑变应原浓度测定可以证实某些接触致敏者体内确实含有该变应原，对确诊系统性接触性皮炎有一定意义。

推荐阅读　　［1］Veien NK，Kaaber KN. Cobalt and chromium sensitivity in patients with pompholyx（dyshidrotic eczema）. Contact Dermatitis，1979，5（6）：371-374.
［2］Veien NK. Systemically induced eczema in adults. Acta Dermatol Venereol Suppl，1989，147：1-58.
［3］Menne T，et al. Systemic contact-type dermatitis. //Marzulli FN，Maibach HI. Dermatotoxicology. 4th ed. New York：Hemisphere Publishing Corporation，1991：453-473.
［4］Veien NK，Borchorst E，Mattel T，et al. Stomatitis or systemically-induced contact dermatitis from metal wire in orthodontic materials. Contact Dermatitis，1994，30（4）：210-213.

第9节　接触性皮炎的鉴别诊断

一、鉴别各类湿疹皮炎

各类湿疹皮炎均须与接触性皮炎相鉴别。如急慢性湿疹、特应性皮炎、脂溢性皮炎、慢性单纯性苔藓、盘状湿疹、淤积性皮炎等，均须仔细询问病史、长期随访，必要时做斑贴试验，以免漏诊。由于接触性皮炎临床表现多样，许多接触性皮炎尤其是慢性接触性皮炎多已难以找到经典接触性皮炎的特征，故对各型湿疹均需考虑到接触性皮炎的可能性，以免遗漏。如我们在临床工作中曾遇到1例头面部反复发生瘙痒性红斑和丘疹的患者，反复复发，一直诊断为"脂溢性皮炎"，后经斑贴试验，才发现是典型的眼镜框中的镍接触性皮炎。

接触性皮炎的诊断也不能盲目扩大化，把许多其他类型的湿疹诊断为接触性皮炎而进行没必要的检查。如典型的脂溢性皮炎，皮疹分布于眉弓、鼻唇沟及耳后，接触引起的可能性就不大。有关这些疾病的鉴别诊断需医师不断总结经验，才能使诊断和治疗恰到好处。

需特别提出的是，隐翅虫皮炎（paederus dermatitis）是隐翅虫引起的刺激性皮炎，易与光毒性皮炎相混淆。本症多见于夏秋季，有杂草的地方。典型表现也是条索状水肿性红斑，有灼痛感，发生于眼睑时可明显水肿，也可有全身症状。但本病多见于日光灯下工作的人，皮损不仅分布在光照部位，红斑上有一排至数排形状不规则、针头大小的密集脓疱，可以与光毒性皮炎鉴别。

二、鉴别非湿疹皮炎类疾病

非湿疹皮炎类疾病包括银屑病（尤其手部）、慢性良性家族性天疱疮（Hailey-Hailey disease）、褶烂、白色糠疹、挪威疥、皮肤癣菌病、光线性角化，甚至皮肤肿瘤等。有时须做组织病理检查，以明确诊断。

三、鉴别非湿疹性接触性皮炎

鉴别非湿疹性接触性皮炎，包括多形红斑样发疹、扁平苔藓样发疹、色素改变、斑秃、发疹样皮疹等。应仔细询问病史，做相应检查，勿忽略接触性皮炎的可能性。

四、鉴别继发的接触性皮炎

切莫认为皮肤疾病不会继发接触性皮炎。大多数皮肤疾病会造成皮肤屏障功能破坏，再加上各种变应原及刺激原的作用，很可能继发接触性皮炎。如淤积性皮炎患者，极易对治疗的外用药过敏，如新霉素、磺胺及糖皮质激素等。在我们皮肤科门诊外用糖皮质激素治疗的皮肤病患者中，5.8%对一种或多种外用糖皮质激素过敏；在银屑病患者中，17.2%对白降汞过敏（内部资料）；在外用抗真菌药治疗的皮肤病患者中，4.3%对一种或多种外用抗真菌药有过敏反应。典型的例子为一位 46 岁女性，因为足癣急性发作住院治疗，基本控制后，患者为巩固疗效，自用达克宁霜治疗半个月左右，双足又出现红斑、水疱、水肿及渗液，再用外用抗真菌药治疗效果不佳。经斑贴试验发现患者对常见外用抗真菌药达克宁霜及癣敌软膏均呈强阳性反应，经换用不过敏抗真菌药联苯苄唑霜后皮损逐渐痊愈。另一位 24 岁女性，因面部化妆品皮炎持续多年到我院就诊。她在几年前被诊断为化妆品皮炎，一直外用糖皮质激素治疗。初用有效，但以后不起作用，即使患者停用了所有化妆品，仅用硅霜，面部仍出现轻度红斑，经斑贴试验发现其对氢化可的松过敏。

推荐阅读　　[1] 李林峰，王晶，孙祥银，等.外用皮质类固醇激素皮肤病患者的斑贴试验研究.中华皮肤科杂志，1994，27（5）：276-277.

[2] 李林峰，王宝华，孙祥银，等.几种咪唑类抗真菌药接触性皮炎的初步研究.北京医科大学学报，1994，26（4）：284-285.

[3] 李林峰，孙祥银，林幼青，等.氢化可的松接触性皮炎 3 例报告.北京医科大学学报，1994，26（6）：470.

第 10 节　对接触性皮炎诊断的建议

一、诊断现状

临床上接触性皮炎的诊断比较混乱。临床工作中，有根据致病物质诊断的，如戒指皮炎、染发剂皮炎、大漆皮炎；有根据部位诊断的，如面部皮炎、手部皮炎、足部皮炎；有根据职业诊断的，如职业性皮炎；有根据皮疹疹型诊断的，如接触性荨麻疹。由于接触性皮炎具有易复发的特点，正确完整的诊断可以帮助患者在今后工作和生活中注意和避免刺激原或致敏原，起到预防作用，也让其他临床医师一目了然，了解患者的病情。

二、诊断建议

建议在接触性皮炎的诊断中，采用部位、疹型及致病物质相结合的方式进行诊断。如手部由芦荟汁引起的速发型接触性反应，可写为手部速发型接触性皮炎（芦荟）。如致病物质未能完全确定，则应写可疑物质，后加 "？"，如面部由过氧化苯甲酰凝胶引起的变应性接触性皮炎，但不排除患者同时外用药甲硝唑（灭滴灵）霜致敏，则写为面部变应性接触性皮炎（过氧化苯甲酰凝胶？灭滴灵霜？）。有些原有诊断中已包括了部位，如乙酸乙酯引起的气源性变应性接触性皮炎，则写为气源性变应性接触性皮炎（乙酸乙酯）。此时气源性接触性皮炎已包含了部位，故部位可省略。

推荐阅读　［1］王文明，晋红中. 接触性皮炎的诊断与鉴别诊断. 皮肤科学通报，2020，37（2）：233-236.

［2］Litchman G，Nair PA，Atwater AR，et al. Contact Dermatitis. 2022 Feb 9. In：StatPearls［Internet］. PMID：29083649.

［3］孙建波，张晶，晏洪波. 系统性接触性皮炎与饮食中镍的研究进展. 实用皮肤病学杂志，2017，10（5）：284-286.

［4］张琦，禹卉千，李振鲁. 接触性皮炎与特应性皮炎相关性的研究进展. 中国皮肤性病学杂志，2019，33（7）：840-844.

［5］Monika K，Małgorzata SR，Sylwia CS，et al. Acrylates as a significant cause of allergic contact dermatitis：new sources of exposure. Adv Dermatol Allergol，2021，38（4）：555-560.

第 14 章
斑贴试验

第 1 节　斑贴试验的目的和适应证

一、辅助诊断接触性过敏

由于接触性皮炎临床表现多样，研究发现临床医师和患者本身的推测往往不可靠，但斑贴试验有时可以发现意想不到的病因。在多年的实践中，斑贴试验的可靠性已经得到了充分的证明。Niels Hjorth 建议超过1个月的手部皮炎都应做斑贴试验。Eiermann 等研究发现，如果不进行斑贴试验，至少50%的相关变应原将被漏诊。如国外报告一老年人，手部肥厚皲裂性湿疹9年，皮肤表现颇似银屑病，病理表现为非特异性炎症，久治不愈。后经斑贴试验，发现他对环氧树脂过敏，经仔细寻找，环氧树脂竟存在于老人喜爱的一台球杆的涂漆中。

二、辅助诊断其他过敏

在变态反应性药物反应、真菌变态反应、食物变态反应和吸入物变态反应的诊断中，斑贴试验也有辅助诊断作用。

三、辅助诊断医源性过敏

斑贴试验能辅助诊断医源性过敏用于探讨接触性致敏因素在皮肤病发病及治疗中的意义。如我们研究发现，在银屑病及慢性湿疹的治疗过程中，外用药的接触性皮炎，尤其是外用糖皮质激素过敏，是许多病例持续不愈的重要原因之一。外用抗真菌药接触性皮炎也常见，容易与真菌病加重相混淆。临床还曾见到多例由于接触性皮炎诱发银屑病的病例，二者有什么联系，值得研究。在对皮肤病进行外用治疗时，如发现病情加重，出现新的皮炎或治疗无反应，最好行斑贴试验检查，以发现有无继发外用药过敏的可能。

四、寻找替代物，指导工作及生活

在找出变应原后，帮助患者选择不过敏的替代物或采取相应保护措施非常必要。化妆品皮炎患者在选择使用新的化妆品之前，做斑贴试验，选择结果阴性的化妆品会更安全。

要说明的是，由于生活中有太多的变应原，故斑贴试验不可能对所有的变应原进行测定，故对皮肤病史的采集、皮炎模式的检查是不可忽视的。斑贴试验只有在详细问诊及检查的基础上操作才有意义。

推荐阅读　[1] Hjorth N. Diagnostic Patch Testing. //Marzulli FN, Maibach HI. Dermatotoxicology, 4th ed. New York: Hemisphere Publishing Corporation, 1991: 441-451.

[2] Eiermann HJ. Prospective study of cosmetic reactions: 1977-1980. J Am Acad Dermatol, 1982, 6 (5): 909-917.

[3] Goncalo S. Contact dermatitis from a billiard cue. Contact Dermatitis, 1992, 26 (4): 263.

[4] 李林峰, 王晶, 孙祥银, 等. 外用皮质类固醇激素皮肤病患者的斑贴试验研究. 中华皮肤科杂志, 1994, 27 (5): 276-277.

[5] 李林峰, 王宝华, 孙祥银, 等. 几种咪唑类抗真菌药接触性皮炎的初步研究. 北京医科大学学报, 1994, 26 (4): 284-285.

[6] 刘玉梅. 染发所致接触性皮炎后发生银屑病 4 例报告. 临床皮肤科杂志, 1988, 17: 218.

第 2 节　斑贴试验的测试系统

现有市售斑贴试验测试系统分为原始的分离系统（separate system）、改良分离系统及现代的直接用系统（ready-to-use system）三类。

一、分离系统

分离系统是斑贴试验常用的检测系统，由斑试器、变应原及胶带三个部分组成。目前市售的斑试器有 Al-Test、Finn Chamber 及 Van der Bend patches 三种，均为圆形铝制小室。做斑贴试验以前需由操作者将一定量变应原自盛变应原的容器中加到斑试器内。变应原多放在塑料注射器或塑料瓶内。胶带目前主要用不过敏胶布，即丙烯酸盐胶布制成。旧式胶布因含有松香，易引发接触性皮炎，目前已不采用。

二、改良分离系统

改良分离系统是对原始分离系统进行了改良，形成的半直接用系统。操作者可以将变应原预先放入斑贴试验小室内。操作者可以直接将加好变应原的斑试器自冰箱中取出，做斑贴试验，不必现加变应原。见于 IQ 小室。这种 IQ 小室为方形，用惰性聚乙烯材料制成，黏附于多孔低过敏性胶布上。操作者可以将变应原预先放入斑贴试验小室内，再将斑贴试验小室封好，备用。

三、直接用系统

直接用系统包括 TRUE TEST System 及 Epiquick patch test system 两类。其斑试器、变应原及胶布一体化，变应原已由制造商直接包被于一种聚酯薄膜上，薄膜也呈方形，黏附于外科用胶带上，密封于一薄板金属箔袋中，贮存于 2 ~ 8℃冰箱内。做斑贴试验时，可以将变应原胶带取出，去掉封带，直接贴于患者背部。本系统直接使用，省时省力，非常适用于皮肤科医生自己做斑贴试验。本系统的另一个优点是每个变应原都有精确的定量。研究发现，铝制斑试器可与汞发生化学反应，因此不应使用铝制斑试器测含汞的变应原。

第 3 节　斑贴试验的变应原

斑贴试验所用的变应原可分为市售变应原和自制变应原两类。做常规斑贴过筛试验的变应原主要从市场上购得。我国及美国、芬兰、瑞典、德国、丹麦、日本等国家都有斑贴试验变应原生产厂家。

一、市售变应原

市售变应原又分为标准变应原系列（standard series）、筛选变应原系列（screen series）和后备变应原三类：

1. 标准变应原系列　指某一国家或地区内常见的变应原，由该国家或地区接触性皮炎工作者根据工作实际经验总结而来，不能主观臆断。国外每年均对每种变应原斑贴试验的阳性率做总结，如低于 1％则从标准变应原系列中取消。标准变应原可以为 60％～ 80％的接触性皮炎提供诊断线索。

2. 筛选变应原系列　指针对某一职业人群或某一类物质进行变应原筛选所用的变应原系列，它由某一种特殊职业人群或某一类特殊物质中常见的变应原组成。选择的方法与标准变应原类似，具体应用于某一种职业人群或某一类物质变应原的检测。如目前常见的皮质类固醇激素过敏。皮质类固醇激素种类多样，难以逐一测定，因此，只能选择其中常见有代表性的物质进行测定，即皮质类固醇激素筛选系列。其他市售筛选变应原系列有橡胶系列、化妆品系列、染料系列、衣物系列、厨师系列、牙医系列、机械工业系列、环氧系列、香料系列、理发系列、腿溃疡系列、照相系列、植物系列、塑料系列、胶系列、鞋系列等。

3. 后备变应原　指除标准变应原系列和筛选变应原系列以外的常见变应原，其斑贴试验阳性率不高，常规进行检测意义不大，主要用于怀疑对某种特殊物质过敏者，可以购得相应的变应原进行检测。比如，临床上怀疑某种特殊染料过敏，即需要从市场上购得该染料纯品变应原进行测定。又比如有人常规标准斑贴试验发现对橡胶混合物过敏，患者在生活或工作中又接触多种橡胶制品，需要明确具体的过敏橡胶，则需要购置多种橡胶变应原纯品进行斑贴试验。

二、自制变应原

自然界里存在着无数种变应原。1986 年，Groot 共总结报告了 2800 种接触变应原，目前已经扩展至 4000 余种。新的变应原每年都有发现，并在 *Contact Dermatitis*、*Journal of American Academic Dermatology*、*British Journal of Dermatology*、*Acta Dermatologica*、*Archives Dermatology* 及各国

皮肤科杂志等专业杂志上报告，故市售变应原远远不能满足接触性皮炎实际工作的要求，皮肤科医师还应学会自制变应原。某些固态变应原如织物、羽毛等可以直接贴敷于皮肤。多数化学物质则需溶解于合适基质后再试验。最常用的基质是白凡士林，其具有不易致敏、不挥发、防氧化，并增加测试物稳定性的优点。但新测试的物质到底选择什么基质应做具体分析。对于变应原的具体制备方法，详见本章自制变应原的斑贴试验部分。值得一提的是，近年来由于接触性皮炎的临床及实验研究在世界上发展很快，因此为提高实验结果的可比性与可重复性，各国均提倡使用标准变应原，即各国均按同一标准选择合适的变应原浓度、基质、配制方法及操作方法。因此，在报告新的未知非标准变应原时，一定要详细描述制备情况，如浓度不可仅写成"％"，而应标明是重量／重量还是重量／体积，以便重复及比较。

第4节　斑贴试验的禁忌证

斑贴试验的禁忌证包括以下几类：

1.已知对测试的变应原过敏　如已知对对苯二胺过敏的染发皮炎患者不应再测试对苯二胺；青霉素皮试阳性的患者不应再测试青霉素。

2.孕妇和哺乳期妇女禁忌斑贴试验　注意儿童不是斑贴试验禁忌证。

3.对可疑测试物有速发型接触性反应　如接触性荨麻疹，尤其是全身严重过敏反应（过敏症）史。

4.已知对皮肤有毒、有害或有明显刺激性的物质　如酸、碱、盐、汽油、煤油、酒精等刺激性化学物质禁忌直接进行斑贴试验。

5.无行为控制能力的患者或不能保证斑贴试验条件的患者。

第5节　斑贴试验的操作步骤

一、准备变应原

在分离系统，须先将变应原从注射器或小瓶内挤出，置于斑试器内。

液体变应原则需先在斑试器内放置一滤纸片，然后滴加变应原，量以能接触到皮肤又不溢出斑试器为度。

二、贴敷变应原

将斑试器贴敷于受试者上背部，用皮肤画笔或其他标记笔做好标记即可。使用直接用系统时，变应原事先已经放好，只需把遮盖层揭掉，直接贴敷即可。贴敷部位除背部外，也可选上臂外侧。上臂内侧、股部、腿部由于吸收不良，不应做斑贴试验。

第6节　斑贴试验的注意事项

一、变应原贮存

变应原应在低温暗处密闭保存，因多数变应原遇光或空气容易发生氧化反应而失去反应性。可以置于冰箱内。但羊毛脂最好室温存放，因为其冰冻后难以挤出。液体变应原应使用棕色瓶保存。装变应原的容器避免使用橡胶，因其会污染变应原。

二、变应原顺序

斑贴试验时，容易出反应的变应原应分隔开，以免因邻近部位阳性反应过多而造成发怒背。

三、全面测试

不应只做标准变应原斑贴试验，而忽视患者直接接触物的斑贴试验。

四、避开急性期

在皮炎急性期3周内不宜做斑贴试验，以免发生发怒背反应。

五、测试部位皮肤条件

测试部位皮肤不应有痤疮、毛囊炎、疖肿、糜烂等皮损，以免干扰测试。

六、皮肤去毛去油

毛发浓密的部位斑贴试验小室的密闭性差，会影响变应原的吸收，故应剃毛。剃毛应使用电动剃须刀，而不用刀片，以免刮伤皮肤。油性皮肤影响贴敷，可以用酒精清除油脂，待酒精挥发后做本试验。

七、贴敷紧密

贴试验胶带时应让患者坐直，从下方往上贴，然后轻轻按压胶条排出空气，使之贴紧。

八、标记

用记号笔做好标记，以免在去除变应原胶带后，无法知道变应原的确切位置。

九、必要指导

告知患者勿洗澡，勿做剧烈运动，减少出汗，避免搔抓，减少日光照射等，并交代可能出现的合并症。如果患者某处反应强烈，尤其是疼痛或烧灼感，可随时去掉斑试物，并告知医生。

十、对照

对未知变应原斑贴试验阳性后，应选 20 例正常对照，同样做斑贴试验，如均为阴性，则支持阳性反应。

第 7 节 斑贴试验的影响因素

一、药物

下列药物可能影响斑贴试验结果，在做试验以前应仔细询问病史，如有下列药物用药史，应暂缓试验，以免造成假阴性。

1. 糖皮质激素 无论内服或在斑贴试验部位外用糖皮质激素，均可致假阴性结果。但一般认为每日口服泼尼松低于 15 ～ 20 mg 不会影响试验结果。系统用药停药时间尚缺乏系统研究，为避免药物造成假阴性，可以根据具体药物停用 5 个半衰期后做斑贴试验。

2. 抗组胺药 对本试验的影响尚不确定，但最好停药 3 ～ 7 天。

3. 免疫调节剂 如环孢素、雷公藤、甘草酸苷等均可能抑制斑贴试验反应。系统用药停药时间尚缺乏系统研究，为避免药物造成假阴性，可以根据具体药物停用 5 个半衰期后做斑贴试验。外用药停药 1 周以上。

二、物理因素

日光照射 UVB 及境界射线（grenz ray）可以使表皮朗格汉斯细胞数目减少，抑制迟发型超敏反应，故最好在曝晒 4 周内不做斑贴试验。

推荐阅读 Condie MW，Adams RM. Influence of oral prednisone on patch-test reactions to Rhus antigen. Arch Dermatol，1973，107（4）：540-543.

第 8 节 斑贴试验的结果判断

一、判读时间

斑贴试验结果的判读方法多推荐两次判读法：

1. 在贴敷后 48 h，将斑试物除去，做第一次判读。判读应在去除斑试器 20 ～ 30 min 后进行，以排除因测试系统压迫等因素造成的非特异性刺激反应，并使阳性反应更明显。

2. 去除后的 48～96 h，做第二次判读。

3. 如果只能判读一次，则应选去除后 1 天，即让患者在贴敷后 48 h 自行去除，然后在去除后 24 h 就诊，判读结果。此方法虽然较为方便，但是不能观察某些反应随时间的变化，不利于鉴别刺激性反应。刺激性反应多在去除变应原后呈快速消退的趋势，而变态反应多在贴敷后 2～4 天加重，然后逐渐消退。

4. 超过 6 天出现的阳性反应为延迟性反应。如果在贴敷后 7 天再观察 1 次，可以多发现 10％的阳性反应。有些变应原如新霉素、糖皮质激素、金制剂等容易引起延迟性反应。因此，应在试验的第 7 天再次判读。怀疑色素性化妆品皮炎的斑贴试验一般须在斑贴试验后 1 周至 1 个月内判读。

二、结果判读

斑贴试验阴性的皮肤无任何改变。根据 ICDRG 的推荐，斑贴试验阳性结果的记录如表 14-1。最好在自然光下或合适的灯光下判读。在判读结果时，应询问患者出现瘙痒等不适感觉的时间，以免遗漏速发型接触性反应。

表 14-1　ICDRG 推荐的斑贴试验结果记录方法

代号	中文名称	皮肤表现
？＋	可疑反应	仅有轻度红斑
＋	弱阳性	红斑、浸润，可有少量丘疹
＋＋	强阳性	红斑、浸润、丘疹、水疱
＋＋＋	极强阳性	红斑、浸润明显，出现水疱大疱
IR	刺激反应	
NT	未试验	

必须注意，判断斑贴试验结果应由经过专门训练的医师进行，并在判断结果后，对变应原的分布及患者的进一步治疗负责，使试验观察、诊断、

治疗一体化，不断从患者病情发展中印证自己的试验结果，这样才有利于总结经验，不断提高诊疗水平。国外多项临床研究已经证明由专门训练的接触性皮炎专家进行的斑贴试验的诊断与治疗效果远远优于普通皮肤科医师进行的斑贴试验。

第 9 节　斑贴试验假阳性结果的鉴别

一、意义

正确判读斑贴试验结果必须首先鉴别假阳性反应即刺激性反应。我们已经知道，刺激性反应是由非免疫性机制造成的皮肤反应。许多物质在高浓度时均是刺激原，因此在做斑贴试验时，应选择合适的抗原浓度以避免刺激性反应。刺激性反应与变态反应的意义大不一样。变态反应意味着患者对该物质过敏，哪怕接触极微量的变应原也可能发生反应。因此，患者在以后的生活及工作中应严格避免直接接触此物质。而刺激性反应说明在此种情况下，该物质对患者有刺激。而在降低浓度或改变其他条件下，患者仍有可能可以接触该物质。

假阳性反应（刺激性反应）和阳性反应（变态反应）的鉴别见表 14-2。

表 14-2　斑贴试验阳性反应（变态反应）与假阳性反应（刺激性反应）的鉴别

阳性反应（变态反应）	假阳性反应（刺激性反应）
红斑为隆起性，可触及并有水疱大疱	可以表现与变态反应完全相同，与变态反应不同的是可出现脓疱、坏死、紫癜及溃疡，表皮细小起皱也是其特征性表现
边界不清，可扩至斑试器外	边界极清
可沿淋巴管扩展呈细红线状	无
瘙痒明显	少见，可有痛感及烧灼感
皮疹持续 4 天或更长	到第 4 天多消退
变应原浓度呈梯度变化时，反应程度呈梯度变化	反应不呈浓度梯度变化，可以在某个浓度突然消失

二、变应原浓度梯度试验

变应原浓度梯度试验指同时测试多个浓度，如同一种变应原配成10％、5％、1％等浓度，观察斑贴试验的反应。变态反应在变应原浓度呈梯度变化时，反应程度也呈梯度变化。而刺激性反应不呈浓度梯度变化，反应可以在某个浓度突然消失。此试验多用于未知非标准变应原的斑贴试验。

第10节 斑贴试验假阳性和假阴性结果的原因

一、意义

在对斑贴试验结果的解释过程中，需要注意假阴性及假阳性反应。假阳性反应指非免疫性机制引发的刺激性反应。由于假阴性及假阳性结果会导致错误诊断，因此工作中要尽量避免。

与斑贴试验假阳性反应及假阴性反应有关的因素见表 14-3。

表 14-3 斑贴试验假阳性反应与假阴性反应的原因

假阳性反应	假阴性反应
变应原浓度过高	变应原浓度低或用量不足
基质不合适，变应原吸收太多或为基质反应	基质或配制方式不合适，变应原吸收差
局部高反应性（可由于既往在试验部位致敏所致或异位性体质，光损伤性皮肤，发怒背等）	局部用药或全身紫外线照射等因素造成免疫抑制
用刺激物做测试	属复合物反应
胶布反应	胶带粘贴不牢或脱落
仅判读 48 h	迟发反应，判读时间不够长
人工因素，如搔抓	变应原失效

二、假阳性反应

假阳性反应有以下几种情况：

1. 发怒背（angry back）　又称皮肤兴奋综合征（excited-skin syndrome）。一个强的阳性反应可能会使邻近部位的变应原亦呈阳性反应结果（即假阳性）。8％到大于 40％的弱阳性反应可以归于发怒背。其机制尚不明了，可能与炎症介质（如前列腺素）有关。与刺激骨髓造成外周血中白细胞数目增加也可能有关。

2. 湿疹的急性期做斑贴试验，可产生多个假阳性　研究发现，在测试部位以外同时存在的皮炎，可以造成皮肤高反应性，降低皮肤的刺激阈，从而产生假阳性。如果在斑贴试验过程中发现有许多变应原呈阳性反应时，应逐个重新进行测试以排除假阳性。在湿疹的急性期，最好不做斑贴试验。局部高反应性虽然是变态反应，但由于循环中没有足够的变应原特异性淋巴细胞，不能在远隔部位产生反应，故仍为假阳性反应。

三、假阴性反应

1. 紫外线照射可以造成非特异性的低反应性，可能与损伤皮肤朗格汉斯细胞有关。 UVB 还可以激活抑制性 T 细胞，造成免疫抑制，产生假阴性反应。

2. 肿瘤或病毒感染可以释放某些抑制因子，也可造成机体的低反应性。 如肿瘤患者可以产生重组逆转录病毒包膜蛋白 P15E，从而抑制免疫反应。

3. 假阴性反应的另一个重要原因是循环中暂时缺少变应原特异性淋巴细胞。 在身体某个部位发生的变态反应可以使致敏淋巴细胞从血液循环中转移到反应组织。在动物实验上已充分证明，在一个远隔部位反复涂抹变应原，可以抑制接触性超敏反应。在身体其他部位用同种变应原同时引发一个强的反应，也会抑制致敏部位的反应。

4. 大剂量静脉输入或口服变应原　这也可以造成暂时性的不应答，从而产生假阴性反应。这可能是暂时阻断了 T 细胞抗原受体的缘故，这对可以通过口服或静脉摄入的变应原尤为重要。

推荐阅读　［1］Kligman A，Gollhausen R. The 'angry back'：a new concept or old confusion? Br J Dermatol，1986，115（Suppl 31）：93-100.

［2］Harriott-Smith TG，Halliday WJ. Suppression of contact hypersensitivity by short-term ultraviolet irradiation：II. The role of urocanic acid. Clin Exp Immunol，1988，72（1）：174-177.

第 11 节　斑贴试验的结果解释

一、意义

正确合理地解释斑贴试验的结果是斑贴试验的关键。需要将试验结果与患者实际情况相结合进行综合分析。合理的解释有赖于医师丰富的临床经验、广博的知识及应变能力。医师不但要熟悉常见致敏物及其分布情况，还要了解不同人群工作及生活中常见的接触致敏物以及各种接触性皮炎的临床表现。对于一些患者自带的变应原，医师有时还需要到患者的工作或生活中进行实地考察，与患者共同分析，才能找到合理的解释。对于一些复杂的物质，比如患者自带的化妆品、药物或漆类等，有时还需到生产厂家仔细了解其成分、理化性质及添加剂等，才能最终找到答案。

解释斑贴试验的结果是一个复杂的过程。从下面实例可以看出其复杂性。一位女大学生因唇部红肿、皲裂、脱皮 1 年余，久治不愈来诊。患者使用 2 种口红，经斑贴试验，发现其对一种口红有反应，之后患者虽然不再使用该口红，但唇炎仍不能痊愈。常规斑贴试验发现其对镍有反应，患者承认其对耳环等金属物品有反应，但实在想不到口唇接触过金属物品，患者也没有吹口琴的习惯。后来医生问她有无吸吮东西的习惯，她才恍然想起在思考问题时，有咬铅笔头的习惯。在其咬过的铅笔上发现金属环上有咬痕，变应原定性鉴定试验发现镍阳性。患者改掉了该习惯后，皮炎逐渐痊愈了。

对于可疑的斑贴试验结果应该重复试验，变应性反应往往是可重复的，而刺激性反应则不一定能重复。典型的刺激性反应比较容易识别，但与变应性反应完全相同的刺激性反应则无法从皮肤表现识别。故对未知变应原发生的阳性反应，应做变应原浓度梯度试验，如果斑贴试验结果随浓度的变化呈梯度变化，则属于变态反应。而刺激性反应多变化突然，在某一浓度突然消失。另外还可以选 20～50 例正常人，无接触过敏史者作为对照，如果均阴性，则表明试验组阳性结果是变态反应。

有时临床上高度怀疑对某物质过敏，斑贴试验却获阴性结果。这可能是由于该物质是复合物，如化妆品。患者只对其中某个成分过敏，而这一过敏成分在整个复合物中浓度低，不能激发阳性反应。此时应用其单一组分做斑贴试验。另一种情况是，患者对复合物中的几个成分综合在一起时发生反应，故在市售的单一纯变应原斑贴试验时也出现阴性反应。

二、阳性结果解释

斑贴试验的阳性结果说明患者对该变应原过敏，这种过敏可能与现有皮肤病直接相关；也可能与现有皮肤病无关，而与过去皮肤病有关；也可能患者只是致敏状态，而未发生反应。不能解释的斑贴试验结果是不存在的。正如 E·Cronin 所说：如果不能解释，则说明医师无能。表 14-4 所示是斑贴试验结果的相关性及其含义。判断斑贴试验阳性结果的相关性是斑贴试验必须进行的步骤。如果仅行斑贴试验，不进行相关性分析，等于没有做斑贴试验。

表 14-4　斑贴试验结果的相关性及其意义

相关性	意义
直接相关	阳性变应原是现有皮肤病的直接原因
间接相关	阳性变应原是现有皮肤病的加重因素之一
过去相关	阳性变应原与过去曾患的接触性皮炎有关
暂时不相关	斑贴试验呈阳性反应，但患者无法确定是否接触过该物质
将来相关	斑贴试验呈阳性反应，患者既往无接触该物质过敏史，在以后接触时出现反应
接触耐受	斑贴试验呈阳性反应，但患者可以接触该物质而不发生反应

推荐阅读　Bruze M. Allergic contact cheilitis related to university studies. Contact Dermatitis，1994，30（5）：313.

第 12 节 斑贴试验的并发症

一、接触性致敏

斑贴试验非常安全，少有并发症。偶有斑贴试验造成接触性致敏。斑贴试验造成接触性致敏指在斑贴试验阴性结果后 10 ～ 20 天，在斑试部位出现阳性反应，此时重复斑贴试验结果往往阳性。但按规则进行的斑贴试验造成接触致敏是极罕见的。研究表明，对苯二胺、新霉素、秘鲁香脂等均有斑贴试验致敏的报告。

二、既往皮炎复发或现有皮肤病加重

由于斑贴试验阳性反应可以使测试部位皮肤内 IL-1 等细胞因子含量升高，表皮内淋巴细胞趋化因子及皮肤淋巴细胞混合反应性升高，故阳性斑贴试验反应除可以特异性地诱发或加重其相应变应原引起的接触性皮炎，即系统性接触性皮炎外，还可非特异地加重现有的皮炎。

三、色素改变

斑贴试验部位出现色素沉着或色素减退。

四、皮肤损伤

斑贴试验部位出现瘢痕、肉芽肿或继发感染。斑贴试验造成的瘢痕或肉芽肿反应多是由于不注意选择斑试物或斑试物的浓度过高引起。如有人曾直接用煤油给患者做斑贴试验，结果在贴敷后 2 h 左右，斑试部位即出现红斑、大疱及刺痛、烧灼感，最终遗留瘢痕。在这种情况下，合理操作其实是可以避免的。

五、全身性反应

全身性反应包括系统性接触性皮炎、多形性红斑样反应、过敏性休克等。由于青霉素类斑贴试验可以引起休克反应，故对青霉素类等易发生 I 型变态反应的物质勿做此试验。

六、爆发反应

爆发反应（flare-up reaction）包括两种情况：

1. 非敏感个体在斑贴试验 1 ~ 2 周后，在斑贴试验部位出现红斑。这是由于斑贴试验造成新发致敏，致敏 T 淋巴细胞通过血液循环到达皮肤组织，与皮肤上残留的变应原发生反应。这时再次行斑贴试验即为阳性。由于变应原在皮肤残留时间较短，故此种反应的发生一般不超过斑贴试验后 2 周。

2. 阳性斑贴试验反应使原发湿疹复发或加重。这是由于致敏 T 淋巴细胞在原病变皮肤组织上存留，与斑贴试验过程中吸收的变应原起反应的结果。此种反应可以在原发致敏几个月后依然存在。

推荐阅读　[1] Tomb RR. Patch testing with frullania during a 10-year period：hazards and complications. Contact Dermatitis，1992，26（4）：220-223.

[2] Machet L，Vaillant L，Dardaine V，et al. Patch testing with clobazam：relapse of generalized drug eruption. Contact Dermatitis，1992，26（5）：347-348.

[3] Skog E. Spontaneous flare-up reactions induced by different amounts of 1,3-dinitro-4-chlorobenzene. Frequency of reactions，time of appearance and histology. Acta Derm Venereol，1966，46（5）：386-395.

第 13 节　开放试验

一、定义

开放试验（open test）又称为应用试验（use test），其不用斑试器封包，刺激性小，又可快速洗去或用其他方法清除测试物，安全性高。

二、用途

开放试验主要应用于对未知的非标准变应原斑贴试验前的测试。对患者带来的可疑过敏物品，如化妆品、漆、胶、油类、清洗剂等，可以将原物或用水等溶剂溶解后滴于前臂屈侧，让其自然扩散、挥发，在 30 ～ 60 min 内定期观察，以发现速发型接触性反应。在 3 ～ 4 天后再进行最后判读，如为阴性，方可进行常规斑贴试验。

应用试验又指将可疑物品直接模仿患者实际使用时的状况，以观察其反应。主要用于高度怀疑过敏而斑贴试验阴性的物质。本试验对于衣物或化妆品尤为适宜。但由于患者往往不愿意再使用可疑物品，因此实际应用有一定难度。如果患者在应用过程中，出现了皮疹复发，又增加了患者的痛苦。

第 14 节　反复开放应用试验

一、用途

反复开放应用试验（repeat open application test，ROAT）主要在对斑贴试验结果有怀疑时使用。比如怀疑化妆品过敏或职业性接触过敏时，如果斑贴试验阴性，又高度怀疑是过敏反应时，可以对可疑物质进行本试验。

二、方法

方法为将可疑变应原涂于上背部、上臂部外侧或肘窝，每日涂 2 次，连续 7 天。试验区域面积为 5 cm×5 cm 左右（关系不大），测试物体积为 0.1 ～ 0.5 ml，阳性反应通常在 2 ～ 4 天出现，表现为湿疹样。在阳性反应出现时，应告知患者停止外涂测试物。

第 15 节　特应性斑贴试验

特应性斑贴试验（atopic patch test）指用食入或吸入变应原在特应性体质患者施行的斑贴试验。非特应性体质者为阴性。机制是特应性体质患者对这些变应原存在 IgE 介导的 I 型变态反应。这些患者的朗格汉斯细胞表面有变应原特异性 IgE Fc 受体，可以结合变应原特异性 IgE。变应原特异性 IgE 与变应原结合，再与朗格汉斯细胞表面有变应原特异性 IgE Fc 受体结合，从而朗格汉斯细胞可以携带并处理变应原，引发Ⅳ型变态反应。与朗格汉斯细胞的 IgE 受体结合的变应原特异性 IgE 是特应性斑贴试验阳性的前提。如果仅有 IgE，而没有与朗格汉斯细胞结合的 IgE（如无皮疹的特应性哮喘患者），则特应性斑贴试验为阴性。根据经验，特应性斑贴试验变应原的浓度是皮内试验浓度的 100 倍。

第 16 节　划破斑贴试验

划破斑贴试验（scratch patch test）指在斑贴试验前，用钝物先将表皮划破，以利于变应原的吸收。主要适用于大分子变应原的斑贴试验。

第 17 节　光斑贴试验

一、适应证

光斑贴试验适用于临床上病因不明的日光相关性皮肤病的鉴别诊断，用于辅助诊断光变应性接触性皮炎，确定光变应原，从而根治该病。

二、测试系统

除常规斑贴试验所需物品（如光变应原及斑试器）外，光斑贴试验还需特制光源。因为光变应原多在 UVA（315～400 nm）区活跃，故任何具有 UVA（315～400 nm）输出的人工光源均可作为测试光源，如热石英灯（hot quartz lamp）、荧光管（fluorescent tube）、氙弧灯（xenon arcs）、碳弧灯（carbon arcs）及单色光源（monochromatic sources）。如果光源中存在大量 UVB，其易引发红斑则应用玻璃滤掉。目前多数皮肤科医师用氙灯（xenon lamp）。少量光变应原的作用光谱为 UVB，但常规光斑贴试验的光源均为 UVA。

特殊情况下，可见光、红外线等均有可能引发光敏感，也需要测试。

三、变应原

光斑贴试验的变应原依地理位置、生活习惯的不同而不同。表 14-5 是 Gould 总结的光斑贴试验常用变应原，共 22 种。我国目前还没有自己的标准光斑贴试验变应原系列。

表 14-5　Gould 总结的光斑贴试验常用变应原（%：重/重）

1%三溴沙仑，三溴柳苯胺	1% 6- 甲基香豆素
1%盐酸氯丙嗪	1%盐酸丙嗪
5%葵子麝香	5%对氨基苯甲酰
1%硫氯酚	1%六氯酚
0.5%氯己定（洗必泰）	1%盐酸苯海拉明
5%麝香酮	5%二甲苯
0.1%硫脲	1%三氯苯脲
1%硫酸奎宁	25%秘鲁香脂
1%丁（子）香酚	2%羟苯甲酮
1%栎（橡）树苔（藓）	0.1%地衣酸
8%香料	5%苯佐卡因

四、试验方法

光斑贴试验光变应原的贴敷方法及注意事项同常规斑贴试验，但进行光斑贴试验的物质应在背部两侧平行贴完全相同的两列。其中一列在测试过程中要始终避光，在贴敷 2 天后，于暗处去除，并判读结果，然后仍避光。其目的为检测变应性接触性反应。另一排则在贴敷 1 ～ 2 天后去除，进行判读，记录结果后照射 UVA，投照距离为 20 cm，时间为 20 ～ 30 min。照射后遮盖避光，24 ～ 48 h 后判读结果。对于光照后是否再贴敷变应原，目前还有争议。但一般认为，在温带气候，可以不再贴敷。

所用 UVA 的量目前还无统一认识，一般实验室采用的光照量为 1 ～ 15 J/cm^2。斯堪的那维亚接触性皮炎协会首先制定了一个标准，认为 5 J/cm^2 较合适。当光敏感很严重时，应使用 50 ％最小红斑量（minimal erythema dosage，MED）的 UVA。UVA 剂量过高，容易出现光毒性反应。有可能的话，应预先测试患者对 UVA 的耐受力，以确定患者对 UVA 照射的阈值。光斑贴试验时，投照时间可以选择恰好低于阈值反应的时间。多数患者对照射 20 ～ 30 min 可以耐受，但在极敏感个体，时间应缩短。

五、操作程序

第一天，给患者贴敷光变应原，并照射 UVA、UVB 以测定 MED；第二天，测量 MED 数据，一列变应原进行 UVA 照射或在第三天照射；第三天，去除两列斑试物，判读结果；第五天，第二次判读结果。

六、结果判读

判读方法同常规斑贴试验。未照射区无反应，而照射区有反应者为光斑贴试验阳性。如果两侧反应相同，则仍记录为一般接触性过敏。如果两侧均阳性，但照射区强度大，则考虑为接触性过敏及光过敏共存。要注意与光毒性反应的区别，必要时可做变应原浓度梯度测试试验。光变态反应强度随变应原浓度呈梯度变化且在低浓度仍有反应。记录方法同斑贴试验，但在结果前加光（photo-）的标记：ph？＋，ph＋，ph＋＋，ph＋＋＋。英国圣托马斯研究所分析了 1983—1998 年 2715 例光斑贴试验结果，发现 4.1％呈阳性反应，首位光变应原为防晒剂（65％），以下依次为药物（20％）、琥珀麝香（14％）及抗菌剂三氯水杨酸苯胺（1％）。

推荐阅读　[1] Gould JW, Mercurio MG, Elmets CA. Cutaneous photosensitivity diseases induced by exogenous agents. J Am Acad Dermatol, 1995, 33（4）: 551-573.

[2] Jansén CT, Wennersten G, Rystedt I, et al. The Scandinavian standard photopatch test procedure. Contact Dermatitis, 1982, 8（3）: 155-158.

[3] White IR. Photopatch testing. //Rycroft RJG. Textbook of Contact Dermatitis. Berlin: Springer-Verlag, 1992: 293-303.

[4] Darvay A, White IR, Rycroft RJ, et al. Photoallergic contact dermatitis is uncommon. Br J Dermatol, 2001, 145（4）: 597-601.

第 18 节　患者自用物品非标准变应原斑贴试验

一、概述

（一）非标准变应原

非标准变应原指非市售的，尚未经过临床试验证实可以作为常规斑贴试验所用的变应原。

（二）非标准变应原斑贴试验

非标准变应原斑贴试验指出于种种原因，无法使用市售的标准变应原，而使用患者自带的可疑致敏接触物和（或）医师自行制备的变应原进行的斑贴试验。

（三）必要性

前面章节已经提到，人们在生产和生活环境中有多种变应原。国内外每年都有大量新的接触变应原报告。我们在临床工作中经常会遇到这种情况，患者可疑的接触物是市售标准变应原中没有的，或者无法买到市售变应原进行斑贴试验。这时只能自己制备变应原。医师必须对如何制备患者自用物品斑贴试验有所了解，才能应付不断变化的实际临床工作。同时，临床皮肤科医师应主动发现和报告新的变应原，以推动接触性皮炎事业的发展。

二、待测变应原的选择

（一）对比法

实际工作中，患者使用和接触的可疑变应原可能有许多种，因此，在制备变应原以前要先选择待测变应原。如果不加选择地全部制备测定，往往造成很大浪费。比如一位服中药"散结灵胶囊"和"活血消炎丸"出现发疹型药疹的患者，经过斑贴试验发现二者均阳性，二者均为中药复方制剂，都含有数味中药，到底哪些中药最可能过敏呢？经对比发现乳香和没药为二者共有的成分，提示乳香和没药可能是变应原，最后经斑贴试验，证实了这一推断。

（二）经验推断法

除通过对比法确定待测变应原外，还可以根据实际工作经验进行选择。因此，熟悉不同人群中常见的接触变应原及平时对常见接触变应原的发病情况进行经验积累相当重要。比如一位工人接触汽油、酒精、煤油、乙酸乙酯、丙酮、环氧树脂等多种物质，其中环氧树脂是常见的变应原，其变应性接触性皮炎由环氧树脂导致的可能性最大。如果一位医生对其服务地区内常见引起接触性皮炎的变应原有所了解，斑贴试验测试物选择起来就比较容易。

三、自带物质斑贴试验变应原的制备方法

（一）根据文献方法制备

许多接触变应原的制备方法已被前人报告过。我们可以通过查阅国内外接触性皮炎教科书及文献，找到其制备方法。

（二）制备原则

在 1999 年泰国曼谷举办的国际接触性皮炎学习班上，时任 *Contact Dermatitis* 杂志主编的 RJG Rycroft 教授详细讲解了非标准变应原的制备原则：

1. 对于化妆品或外用药，使用后可以留在皮肤上，不必冲洗掉的物品，

可用原物进行斑贴试验。由于其中变应原浓度可能低，因此可能出现假阴性；

2. 对于置于皮肤上后必须要冲洗掉的用品，如洗发香波、洗面奶、香皂、洗涤剂、消毒剂等必须稀释。尤其是洗发液或清洗剂类物质，可用水稀释为1%浓度进行斑贴试验；金属加工用液同样应稀释，可根据情况用水作溶剂稀释至系列浓度梯度（2.5%～10%），或者用甲基乙酮稀释；

3. 有机溶剂勿用作斑贴试验；

4. 固体物，如衣物、鞋等，应切成规则小薄片进行测试，避免磨损皮肤致假阳性；

5. 未知化合物必须先由低浓度如0.01%～0.1%开始测试。

四、全新自带物质斑贴试验变应原制备

（一）必要性

虽然许多接触变应原的制备方法已被前人报告过，但我们在实际工作中必然还会遇到全新的变应原，或者别人虽然已经报告过，但自己无法查阅到该文献，因此也当作一个新的变应原处理。遇到这种情况时，我们要勇于实践，积极探索，争取早时发现和报告该变应原，为人类健康和生产建设服务。1969年，丹麦医师Osmundsen报告了洗衣粉中新添加的漂白剂CH3566是一种新的变应原，从而遏止了色素性接触性皮炎的流行。

（二）原则

全新自带物质斑贴试验变应原制备原则包括以下几个方面：

1. 必须确定可疑接触物的化学名称、物理及化学性质。对于化学名称及理化性质不明确的物质不能进行斑贴试验；

2. 选择合适的剂型和基质；

3. 选择合适的变应原浓度，一般可以采用浓度梯度试验。目的是尽可能地减少刺激性，避免假阳性，减少合并症，同时最大限度地促进阳性反应。

（三）剂型选择

对于一个新的可疑变应原是配制成溶液、霜剂或是软膏要具体分析。一般对于固体物质，如织物、橡胶、植物、木材、纸张等可以用原物进行测定：将其切割成规则的薄片或很细的颗粒直接贴敷于斑贴试验部位。可以先在斑贴器内放置适量的凡士林，使之容易黏附，试验过程中不致脱落；也可以用水、酒精、丙酮或乙醚将其浸泡制成浸液，用浸液作斑贴试验。浸泡时间长短和是否加热并无一定规则，要靠具体操作时摸索；另外，还可以将其研为细粉制成软膏做斑贴试验。

对于化妆品，一般面霜、护肤霜等可以直接用原物做斑贴试验，但洗发剂、香波、清洗剂等则须稀释后再做斑贴试验。对于外用药，一般多可用原物直接进行斑贴试验。但有刺激性的外用药，如角质剥脱剂、去疣剂、腐蚀剂等除外。

对于一般化学物质和内服药物，应首先查阅文献以明确其理化性质，如酸碱度、溶解性、挥发性等。然后选择合适的剂型和浓度。一般酸性或碱性强的物质，不应用原物进行测试，必须配成一定浓度的溶液或软膏使用。

（四）基质选择

可供选择的基质有水、酒精、橄榄油、丙酮、羊毛脂及凡士林。一般水、酒精或丙酮作为基质制备的变应原不稳定，难以保存，使用也不方便；羊毛脂则容易致敏。因此，目前最常用的基质是凡士林，又以白凡士林最为常用，其变应原性较黄凡士林低。但有些物质如果难以与凡士林混合，可以用水溶液制剂。

（五）浓度选择

为安全起见，应先从低浓度开始。Wahlberg 推荐先从 0.01％或 0.1％开始，如果呈阴性，则升高至 1％，再测定，如仍呈阴性，可再升高。如果试验中患者出现明显的刺痛或烧灼感，说明浓度过高，应告知患者及时去除变应原。对于刺激性强的物质，初始浓度应从 0.001％开始。我们的经验是直接做浓度梯度试验，直接给患者试验 0.01％～10％之间多个浓度，并告知患者出现刺激性反应，主要是疼痛或烧灼感时，立即去除斑试物并就诊。这样可以大大缩短时间，并及早发现该变应原的合适测试浓度及刺激阈。

（六）配制方法

选择了剂型、基质及浓度后，即可开始着手配制斑贴试验变应原。配制液体变应原时只要充分溶解即可；若用白凡士林配制半固体变应原，则须首先把固体物质研磨成极细的粉末，然后再与白凡士林共同研磨，以充分混合。低亲脂性的液体，在用凡士林配制半固体变应原时，难以与凡士林混合，则需先用溶剂使其溶解，然后与白凡士林混匀。无论是固体还是液体变应原，在与凡士林混合后最好用显微镜观察，如果发现颗粒不匀，有较大的颗粒或液滴，则说明制备效果不佳。

（七）变应原的贮存

制备好的变应原应避光、低温、密闭贮存。不应使用塑料瓶。塑料瓶有两大缺点，一是变应原暴露在空气中很容易被氧化失活；二是塑料瓶很容易吸收水，结果使变应原中亲水性物质析出，在凡士林中形成高浓度的变应原水滴。使用注射器则可避免上述缺点，且更容易准确地挤出变应原。

推荐阅读　[1] Osmundsen PE. Contact dermatitis due to an optical whitener in washing powders. Br J Dermatol，1969，81（11）：799-803.

[2] Wahlberg JE. Patch testing. //Rycroft RJG. Textbook of Contact Dermatitis. Berlin：Springer-Verlag，1992，241-266.

[3] Tous-Romero F，Ortiz Romero PL，de Frutos JO. Usefulness of Patch Testing With Patient's Own Products in the Diagnosis of Allergic Contact Dermatitis. Dermatitis，2021，32（1）：38-41.

第 15 章
速发型接触性反应的皮肤试验

一、概况及分类

　　用于检测速发型皮肤变态反应的皮肤试验有皮肤划痕试验、皮肤点刺试验、封闭划痕试验、皮内试验及开放应用试验等。此类试验操作简便，敏感性强，非常实用。但由于均是在体试验，有可能引发全身性反应。各种试验方法的安全性从高到低依次为皮肤划痕试验、皮肤点刺试验、封闭划痕试验及皮内试验。

二、对照

　　当非标准化变应原在 IgE 介导的速发型超敏反应皮肤试验中出现阳性反应时，应选 50 例特应性体质的患者做对照，以排除假阳性。

一、皮肤划痕试验

　　皮肤划痕试验（skin scratch test）是简单安全的皮肤试验之一。仅需一枚化验室取血针或三棱针即可。没有时，用注射针也可。方法为背部或前臂皮肤常规消毒后，用注射针头划 5 mm 左右划痕，以不出血为度。然后滴加少量液体变应原。粉状变应原可用生理盐水溶解后再滴加。15 ～ 20 min 后观察结果。用 10 mg/ml 盐酸组胺做阳性对照，生理盐水做阴性对照。以红斑或风团直径超过组胺反应为阳性。皮肤划痕试验的优点是不易引起全身性反应，即使出现反应，也可立即将变应原洗掉。

皮肤划痕试验主要用于检测 IgE 介导的速发型超敏反应，适用于标准化及非标准化变应原，注意有毒和有刺激性的物质、血管扩张剂（如烟酸、可待因、普鲁卡因、乙酰胆碱）等不能做此试验。

二、皮肤点刺试验

皮肤点刺试验（skin prick test，SPT）是改良的划痕试验。方法为背部或前臂皮肤常规消毒，在测试部位先滴加一滴液态变应原，然后用特制刀片或注射针头刺入皮肤浅层约 1 mm 深。然后退出针头，约 1 min 后拭去浸液，其余操作方法同皮肤划痕试验。用 10 mg/ml 盐酸组胺做阳性对照；溶解变应原的溶剂做阴性对照。15 ～ 20 min 后观察结果。以反应直径超过 3 mm 或至少为组胺反应的 1/2 为阳性。

本试验主要用于检测 IgE 介导的速发型超敏反应。尤其适用于标准化抗原。目前，国内已有标准化点刺变应原及标准化点刺针生产。

三、封闭划痕试验

封闭划痕试验（scratch-chamber test）系改良的皮肤划痕试验，在皮肤划痕处滴加变应原后，用斑贴试验小室盖在划痕上。即滴加液态抗原后再用斑贴试验小室密闭。其余操作方法及结果观察同划痕试验。

本试验的用途同划痕试验，主要用于易挥发的变应原，如植物汁液、果汁、蔬菜汁、肉类等。

四、开放应用试验

开放应用试验（open application test）指将可疑引起皮肤反应的物质直接在皮肤上测试，观察反应。方法为背部或前臂伸侧皮肤常规消毒，将测试物 0.01 ～ 0.1 ml 涂至 1 cm×1 cm ～ 5 cm×5 cm 大小，15 ～ 16 min 后用棉签或试纸轻轻擦去。30 min 至 2 h 观察结果。固态物可用原物，用水浸湿后置于皮肤上。此试验可用于检测免疫性及非免疫性速发型接触性反应。阳性反应为红斑、风团或小水疱。一般在原患处皮肤易出阳性反应，但为安全起见，应先在无病变的皮肤上进行试验。如果阴性，再在原患处皮肤做测试。免疫性反应通常在 15 ~ 20 min 内出反应，可持续数小时。而非免疫性反应多在 45 ~ 60 min 内出现反应。国际上也有标准化开放应用试验变应原生产。

五、摩擦试验

摩擦试验（rub test）是开放应用试验的一种改良，测试方法同开放应用试验。在加测试物时轻轻摩擦皮肤，以促进变应原渗透。摩擦试验的适应证同开放应用试验，但较开放应用试验更敏感。

六、皮内试验

皮内试验（intradermal test 或 intracutaneous test）的测试方法为：上臂外侧皮肤酒精消毒，用一次性 1 ml TB 针抽取皮试药液。用针头刺入表皮浅层，进针 2 ~ 3 mm，推入皮试液 0.01 ~ 0.02 ml，在局部形成皮丘。皮试后 15 ~ 20 min 观察结果。阴性结果为注射皮丘消失，局部皮肤无红斑、水肿。

结果判定如下：

1. 阴性　注射部位皮肤无反应或丘疹直径＜ 5 mm，无红斑或仅有轻微红斑。

2.“＋”阳性　皮肤丘疹直径 5 ~ 10 mm，周围有轻度红斑。

3.“＋＋”阳性　皮肤丘疹直径 10 ~ 15 mm，周围直径＞ 10 mm 红晕。

4.“＋＋＋”阳性　皮肤丘疹直径 15 mm，有伪足，周围直径＞ 10 mm 红晕。

5.“＋＋＋＋”阳性　皮肤表现同＋＋＋阳性，同时出现周身反应，如皮肤大片潮红、痒，出现风团、憋气、哮喘等。

皮内试验适用于标准化变应原，包括食物变应原、花粉变应原、尘螨变应原、霉菌变应原、昆虫变应原等吸入或注射入变应原等。其变应原皮试液的安全性和可靠性必须经过严格的科学验证。由于变应原已注入体内，因此风险性要比其他皮肤试验大得多。非标准化变应原不应直接做皮内试验，必须做时，应具备过敏性休克抢救设备。门诊应备有异丙肾上腺素、舒喘灵气雾剂（硫酸沙丁胺醇）、注射用肾上腺素等药物。皮内试验所用针头应采用一次性针头。

皮内试验阴性对照液为变应原溶媒。阳性对照液为 0.1 mg/ml 磷酸组胺溶液。

皮内试验检测的反应是皮肤最终的炎症反应，其机制可以是免疫性机制引起的反应，也可以是非免疫性机制引起的反应，不一定绝对是变态反应。

如果观察 12 ～ 24 h 或 72 h，可以发现速发型迟发相超敏反应或Ⅳ型变态反应（红肿硬结）。

第 3 节　皮肤试验的影响因素

一、部位

测试部位一般取背部或前臂伸侧。测试部位的敏感性由大到小依次为背部＞上臂外侧＞前臂伸侧＞前臂屈侧。

二、变应原间隔

在进行多个变应原测试时，不同变应原之间应间隔 3 ～ 5 cm。测过一种变应原的部位不能再测其他变应原。用过的穿刺针不能再用于其他变应原。

三、药物

检测速发型接触性反应的皮肤试验的主要抑制因素为抗组胺药。目前各类抗组胺药中，除阿司咪唑片（息斯敏）需停药 3 ～ 4 周外，其余均停药 3 天即可。每天口服超过 10 mg 泼尼松也抑制本反应，应停药 2 周以上。

茶碱类药物、色甘酸钠等也应停药 48 h 左右。

抗组胺药对非免疫性速发型反应无影响。对于非免疫性速发型反应，应在紫外线照射 2～3 周后再做测试，因为紫外线可以抑制此反应。非甾体抗炎药，无论口服或外用，均应停药 3 天，方可做测试。

第 4 节　皮肤试验的并发症

一、局部疼痛

局部疼痛虽然多数患者可耐受，但对少数患者也不可忽视。

二、晕针

有少数患者针刺后出现面色苍白、心跳加速、头晕等反应，静卧可缓解。

三、局部化脓

局部化脓多由测试物选择不当，刺激性过强或局部测试前后清洁不当引起。

四、全身性反应

全身性反应表现为憋气或哮喘发作，甚至过敏性休克，均属罕见。Valyasevi 等人从 1992 年至 1997 年观察了 497 656 例次皮肤试验患者，结果仅有 6 例有全身性反应，占 33/10 万，主要是哮喘。橡胶皮试出现全身性反应的发生率高，为 152/10 万或 228/10 万；抗生素为 72/10 万；气源性变应原为 15/10 万或 23/10 万。所有反应均在 1 h 内治愈。

推荐阅读　Valyasevi MA，Maddox DE，Li JT. Systemic reactions to allergy skin tests. Ann Allergy Asthma Immunol，1999，83（2）：132-136.

第5节　皮肤试验注意事项

一、抢救条件

由于可能发生全身性反应，必须具备抢救条件。虽然试验可由护士或技师操作，但必须有医生参加。

二、皮肤划痕症

皮肤划痕症患者易出现假阳性结果，不推荐皮肤试验。

三、变应原选择

根据患者临床症状提示可疑变应原来选择测试物。如怀疑花粉过敏，则选择花粉变应原测试；如怀疑食物过敏，则选择食物变应原测试。如果患者症状不能提示可疑变应原，则用常规变应原过筛检查。这些变应原均可从市场上购得。

四、自制变应原

自制变应原时，要熟悉其理化性质、刺激性及毒性，对于自己不了解的物质，不应做皮肤试验。

五、注射过程

皮内试验针头使用前，仔细检查有无倒刺或不平现象；注射药液时要将注射器内的气泡排净，否则气体注射到皮下，会呈假阳性，产生星星点点的红斑。

第16章
接触性皮炎的体外试验

第1节 概　述

　　由于斑贴试验、皮内试验等皮肤试验存在一些并发症，人们一直在探讨更安全的体外试验方法来诊断变应性接触性皮炎及皮肤变态反应，查找变应原。目前体外试验方法复杂，费时费力，除少数试验方法外，多数还远未标准化，故尚不能完全取代皮肤试验。

第2节　检测速发型接触性反应的体外试验

一、血清总 IgE 测定

　　IgE 为 B 淋巴细胞活化后分泌的一种免疫球蛋白，半衰期为 2.5 天。11 周后的胎儿即可合成。标准单位为 KU/L，$1U=2.4×10^{-9}$ g。血清总 IgE 升高只是提示容易发生 I 型变态反应，但并不一定是 I 型变态反应。除过敏反应外，血清总 IgE 升高还见于寄生虫感染、大疱性类天疱疮、霍奇金淋巴瘤、心肌梗死、细菌或病毒感染以及吸烟者。

　　血清总 IgE 的正常值可因种族、国家、地域不同而不同，不能一概而论。初生婴儿血清总 IgE 水平低于 1KU/L；5 岁后可达成人水平。一般在白种成人血清中总 IgE 为 $1 \sim 180$ KU/L；超过 200 KU/L 可能为变态反应。

　　在某些过敏的情况下，血清总 IgE 水平也可能不升高。这可能是由于该患者仅仅变应原特异性 IgE 升高而总 IgE 未升高；也可能由于特异性 IgE

结合在细胞受体，而血清中不能测得；还可能由于变态反应暂时耗竭了抗体；或由于自身免疫反应，有抗 IgE 自身抗体。因此，在解释总 IgE 结果时，要注意：血清总 IgE 水平升高，只能提示患者可能存在 I 型变态反应，但也可能是其他原因造成的；血清总 IgE 水平不高，不能排除变态反应，还需进一步查血清变应原特异性 IgE。

推荐阅读 Merrett TG，Pantin CF，Dimond AH，et al. Screening for IgE-mediated allergy. Allergy，1980，35（6）：491-501.

二、血清变应原特异性 IgE 检测

血清变应原特异性 IgE（specific IgE，sIgE）的检测是变态反应学上的重要检测试验。通过测定血清变应原 sIgE，人们可以了解患者过敏的变应原。比如花粉过敏者，其血清中某花粉的 sIgE 水平升高，提示该患者对该花粉过敏。

血清变应原 sIgE 阳性，表示患者对该物质存在致敏，但不表示一定产生临床症状。是否产生临床症状，还与 sIgE 的浓度、机体免疫功能状态、并存疾病以及是否服用抗过敏药物有关。因此，血清变应原 sIgE 阳性，仅表示有发生临床变态反应的可能性，并不一定出现临床症状。尽管如此，仍应告知患者避免接触血清 sIgE 阳性的变应原。

血清变应原 sIgE 阴性，说明患者尚未致敏，或抗体浓度过低，检测不出来，并不表示患者对其不产生反应。这种情况在食物变应原检测时最为常见。许多患者反映在食用某些食物后会发生反应，但血清变应原 sIgE 却阴性。这是由于：

1. 食物的成分相当复杂。用作 sIgE 检测的食物抗原与患者真实的食物抗原不符；

2. 患者发生的食物反应是非变态反应，至少是非 I 型变态反应机制引发的反应；

3. 变应原 sIgE 结合于细胞受体；

4. 变应原 sIgE 被变态反应暂时耗竭；

5. 存在抗 IgE 自身抗体。

这几种情况下，重复测定可获阳性结果。

临床上许多人试图把体外变应原 sIgE 的检测结果与变应原皮肤试验的结果进行比较，实际上两者的可比性并不高。血清变应原 sIgE 与变应原皮肤试验的比较见表 16-1。二者的主要区别在于血清变应原 sIgE 检测试验测定的是血清变应原 sIgE，sIgE 阳性说明患者对该物质有 I 型变态反应抗体产生，但是否发生临床症状则不一定。而皮肤试验测试的是人体对注入变应原的皮肤反应，相当于体内激发试验，其阳性结果说明患者对注入的变应原及其溶媒有反应，但并不一定是变态反应。

表 16-1　变应原特异性 IgE 检测与变应原皮肤试验的比较

	变应原特异性 IgE 检测试验	皮肤试验	备注
变应原	厂商提供纯化变应原	厂商提供纯化变应原或自制变应原	不同变应原会导致不同结果
检测对象	血清特异性 IgE 水平	体内生物学反应	体内生物学反应可能是非变态反应
特异性	高	高	特异性 IgE 检测的特异性高于皮肤试验
敏感性	高	高	
安全性	安全	有一定风险性	
结果判定	客观性强	主观影响多	
抗组胺药对试验影响	无	大，可致假阴性	
糖皮质激素对试验影响	小	大，可致假阴性	
免疫抑制剂对试验影响	小	大，可致假阴性	
皮肤划痕症对试验影响	无	大，可致假阳性	

第3节　检测Ⅱ、Ⅲ型变态反应的体外试验

一、血清特异性 IgG、IgM 测定

Ⅱ、Ⅲ型变态反应是由 IgG、IgM 介导的变态反应，因此体外变应原特异性 IgG、IgM 的检测是研究的重点。但目前对这一领域的研究不多，有很多方法检测血清中变应原特异性 IgG 及 IgM，但临床意义尚待研究。

二、血清补体测定

Ⅱ、Ⅲ型变态反应会消耗补体，因此如果血清补体水平降低，则支持存在此类反应。

第4节　检测Ⅳ型变态反应的体外试验

一、概述

Ⅳ型变态反应是 T 淋巴细胞介导的变态反应，因此检测的重点是变应原特异性致敏淋巴细胞。然而，因为变应原与 TCR 结合相对较弱以及需要许多不同的变应原 -MHC Ⅱ型分子复合物，所以对变应原特异性 T 细胞难以直接进行染色。目前主要通过测定 T 淋巴细胞活化程度及其活化产物来说明致敏 T 淋巴细胞的存在。

二、移动抑制试验

移动抑制试验（migration inhibition test）的机制是在迟发型超敏反应过程中，变应原可以刺激致敏淋巴细胞产生细胞因子。其中白细胞移动抑制因子（leucocyte inhibition factor，LIF）可以抑制中性粒细胞的游走。巨噬细胞移动抑制因子（macrophage inhibition factor，MIF）可以抑制单核细胞及巨噬细胞的游走。移动抑制试验分为直接法及间接法两类。

（一）直接法

直接法系将敏感者的白细胞直接暴露于变应原，然后观察其游走面积，再与不加变应原的白细胞的游走面积相比较，即可获得移动抑制指数（migration index，MI）。本方法虽然简便，但阴性结果不好区分是由于靶细胞不反应还是由于无细胞因子产生，且移动抑制还可由细胞因子以外的因素引起，故直接法现多不使用。

（二）间接法

间接法是将敏感者的淋巴细胞与变应原共育后，将其上清液作用于非敏感者的白细胞。如果上清液中含有 LIF 或 MIF，相应淋巴细胞的游走才会被抑制。本方法较直接法更敏感特异。该实验最初用豚鼠腹腔渗出巨噬细胞作为靶细胞，结果变异较大。目前采用 MIF 敏感巨噬细胞肿瘤细胞株，如人单核细胞样细胞株 U937 作为靶细胞可以更稳定地测定 MIF。对于镍、铬等变应性接触性皮炎，研究已经发现本方法是一种可靠的检测方法，且有迹象表明优于斑贴试验，但仍存在许多问题，如有的学者发现敏感者及非敏感者间的 MI 有较大重叠，有待进一步研究。

三、淋巴细胞转化试验

淋巴细胞转化试验（lymphocyte transformation test）的机制是在迟发型超敏反应中，特异性变应原可以刺激致敏者的淋巴细胞，使之发生转化，细胞体变大，DNA、RNA、蛋白质及细胞因子合成增加。通过测定细胞的形态变化或 DNA、RNA 等的含量变化，可以得知是否发生了淋巴细胞转化。目前多用 ^{3}H 掺入法测定。经典的淋巴细胞转化试验多用分离淋巴细胞培养。现今也有许多实验室采用全血培养法，即抽取敏感者的血液，直接加变应原体外培养。这种方法操作简便，需血量少，且保存了患者的体内环境，被当代许多变态反应学者所青睐，成功的报告很多。但两种方法尚缺乏系统性的比较。许多研究发现本试验是敏感特异的接触性变态反应变应原检测方法，但影响因素较多，各家报告结果也不尽一致，有待深入研究。但有迹象表明，本方法在斑贴试验不能测出时仍可获阳性结果，值得研究。

四、淋巴细胞活化产物的检测

在迟发型超敏反应过程中，淋巴细胞产生多种细胞因子，如 IL-2、干扰素-γ 等。测定变应原刺激的淋巴细胞活化产物，即细胞因子的量，也可以间接推断变态反应的发生。其检测方法基本同淋巴细胞转化试验，但检测目的不是测定淋巴细胞的转化，而是测定活化的淋巴细胞产生的细胞因子。在致敏者的淋巴细胞与特异性变应原共育一段时间后，测定培养液中 IL-2 或干扰素-γ 的量。目前已有许多成功的报告。因其不测定淋巴细胞转化，可以不用同位素，故患者更容易接受。

五、体外试验影响因素

由于体外试验测定的是淋巴细胞的活性，故淋巴细胞的数目及质量直接影响体外试验的结果。在人体中，因为实验用淋巴细胞源于静脉血，所以抽血时机、抽血质量等影响淋巴细胞质和量的因素相当重要。经过研究发现，应激、外科手术、病毒感染、肿瘤及皮质类固醇激素均可降低外周血淋巴细胞的反应性。而心率可以通过影响心排血量，增加或降低外周血淋巴细胞数，从而影响 T 淋巴细胞的反应性。

在接触性敏感个体，变应原激发后，会导致淋巴细胞的活化增殖，并进入反应部位，造成局部炎症反应。因此在每次接触变应原发生反应后，都会造成外周血中 T 淋巴细胞数的暂时降低。在设计体外试验时要充分考虑此点。最佳采血时间应在临床反应消退后 2～3 周。

朗格汉斯细胞是激活淋巴细胞的必要条件。在体外培养过程中，必须有一定数量的朗格汉斯细胞才能达到满意效果。一般认为，在培养液体系中，含 1％的树枝状细胞或 10％的单核细胞都可达到要求。过多的单核细胞相反会因为产生前列腺素而抑制淋巴细胞活化。

变应原浓度很重要，太低不足以刺激淋巴细胞活化，过高又有细胞毒性，故对每个变应原最佳刺激浓度均应细心选择。

培养时间也不应忽视。一般认为变应原刺激的特异性淋巴细胞转化多可在 4 ～ 7 天左右检测到，实际多采用 6 天。对于 IL-2 测定，多采用培养 24 h，而 MIF 测定，培养 24 ～ 72 h。

推荐阅读　［1］Lévi FA，Canon C，Touitou Y，et al. Circadian rhythms in circulating T lymphocyte subtypes and plasma testosterone，total and free cortisol in five healthy men. Clin Exp Immunol，1988，71（2）：329-335.

［2］Von Blomberg BME. Advances in mechanisms of allergic contact dermatitis：in vitro and in vivo research. //Marzulli FN，Maibach HI. Dermatotoxicology，4th ed. New York：Hemisphere Publishing Corporation，1991：255-363.

［3］李林峰，李世荫，张孙曦. 利福平、醌式利福平对 PHA 诱导的人外周血淋巴细胞转化的影响. 中国抗生素杂志，1994，19（1）：70-72.

第17章
接触性皮炎的治疗

第1节　治疗目的

一、缓解临床症状

接触性皮炎临床表现多样，除了湿疹样损害外，非湿疹样表现也很多，对患者生活质量影响较大，因此治疗的首要目标是缓解或消除临床症状。

二、去除病因、预防复发

有些接触性皮炎在明确病因、去除病因后可以痊愈，达到根治效果。也有很多接触性皮炎虽然明确了病因，但由于病因过于复杂，接触物在生产生活中难以完全避免，因此难以痊愈，预后不良。如何防止复发也是治疗接触性皮炎至关重要的问题，需要医生、患者及其家属、社会各方面的共同合作。

三、预防并发症

接触性皮炎同样可以发生很多并发症，包括细菌、病毒、真菌感染，药物不良反应等。通过合理的治疗，减少、减轻并发症非常重要。

四、提高生活质量

基于接触物广泛存在的特点，某些接触性皮炎患者的生活质量极易受到影响。比如对甲醛过敏的患者，由于甲醛在环境中广泛存在，非常容易复发，难以痊愈，因而提高生活质量是治疗的最终目的。

推荐阅读　［1］Li LF，Liu G，Wang J. Etiology and prognosis of hand eczema in a dermatology clinic in China：a follow-up study. Contact Dermatitis，2008，58（2）：88-92.

［2］Li LF，Liu G，Wang J. Prevalence and 1-year outcome of facial allergic contact dermatitis in patients patch tested in a university hospital. Contact Dermatitis，2007，57（3）：187-190.

第 2 节　病因治疗

一、病因治疗的重要性

病因治疗至关重要。接触性皮炎如果不能去除病因，任何对症治疗都难以根本解决问题。比如一位 30 岁女性，因系统性红斑狼疮服用包括甲泼尼龙在内的多种药物，治疗过程中出现了剧烈的瘙痒，在身体的四肢屈侧、皱褶部位出现对称分布的淡红斑。按"过敏性皮炎"对症治疗效果不佳来诊。根据临床表现考虑可能是系统性接触性皮炎或者 SDRIFE。首先建议她停用除糖皮质激素以外的其他药物，1 周后没有好转，因而考虑可能是糖皮质激素引起。而且皮损炎症表现轻微，也与使用糖皮质激素的抗炎作用有关。由于患者的病情不能够完全停用激素，我们停用甲泼尼龙，换成了泼尼松，结果 1 周后瘙痒消退，2 周后皮损全部消退。另一位 25 岁女性，也是因为其他疾病使用糖皮质激素，同样出现了类似症状。但由于其他科不认同是激素引起，一直认为是疾病没有控制而不断进行激素加量，最终患者死亡。

二、病因分析

接触性皮炎的治疗依赖于正确诊断。只有充分考虑到了接触性皮炎的可能性，仔细查找病因，才能避免继续接触变应原，达到彻底治愈的目的。考虑到接触性皮炎的可能性，首先要排查患者所处的环境，包括工作环境及生活环境。生活环境中不仅是日常生活环境（如家庭），还有其度假环境，有无特殊嗜好，其闲暇时间常去的场所等。考虑因素包括个人常见可能的接触物，家人（如配偶）以及同事的接触。比如，不从事建筑工作的家庭妇女，可能因为居家与工地较近，发生与建筑工人类似的"职业性接

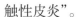

触性皮炎"。

三、加重和缓解因素

了解加重及缓解因素对治疗有重大意义。接触性皮炎患者的皮肤屏障功能破坏，可能对许多日常刺激物有反应，即并发刺激性接触性皮炎，如手部皮炎患者常在接触水及洗涤剂后加重，机械摩擦搔抓也是加重皮炎的因素之一。

四、患者指导

对患者要进行耐心而全面地解释及指导。告知患者变应原及刺激原的分布、可能的交叉反应以及影响因素，帮助他们建立一个低风险度的环境，比如戴手套、用防护霜、使用工具，甚至调换工作等。

第3节　对症治疗

一、急性接触性皮炎

急性接触性皮炎的处理包括以下几点：

（一）保护措施

即使在炎症很轻的皮炎中，皮肤屏障功能也已经受到破坏，故保护性治疗及预防细菌感染可能是需要的。有时轻度的皮炎使用单一保护霜即可痊愈，如因春季干燥多风造成的面部轻度脱屑性淡红斑。要注意的是，一般在临床症状明显改善以后，皮肤的屏障功能数周后才能恢复。研究表明，在镍皮炎治疗过程中，在外用糖皮质激素的同时，加用促进表皮屏障功能的防护霜可促进皮炎的痊愈。保护的意义并非只是在外用治疗同时再附加一种或数种保护霜。保护的概念是相当广泛的。就医者而言，应根据皮损状态选用对患者皮肤无刺激的治疗药物，并避免使用一切可能对皮肤有刺激的治疗措施。如有人用花椒水或辣椒水来止痒是不合适的。在皮损渗出期，使用红外灯照射是可行的。但如果皮损渗出已停止，局部出现干裂时，使用红外灯理疗就不合适，因其可加速皮肤水分蒸发，而加重皮炎。就患者而言，盲目过多地清洗，用热水烫均会使皮炎加重。

（二）外用治疗

急性湿疹样损害，包括水疱、渗出等应用湿敷，可用生理盐水、硼酸、Burow 液（次醋酸铝）或 1∶10 000 高锰酸钾液湿敷。轻度皮炎无水疱、渗出者可外用糖皮质激素霜。注意刺激性皮炎无明显水肿时使用糖皮质激素效果不佳。坏死性皮损（如化学烧伤）要仔细清洗，然后涂抗菌药膏，严重者尚需切除植皮以减少瘢痕。

（三）系统治疗

泛发或皮损严重的变应性接触性皮炎、多形红斑样发疹等可以在去除病因的基础上，使用中小剂量短疗程内用糖皮质激素；而一般轻度的接触性皮炎，用口服抗组胺药止痒即可。

二、亚急性接触性皮炎

（一）局部治疗

1. 外用糖皮质激素　弱效糖皮质激素如氢化可的松，通常用于面部及皱褶部位；强效糖皮质激素如倍他米松、卤米松、丙酸氯倍他索主要用于手部、足跖等部位及角化性皮损。应注意，激素的效力不但与激素的种类有关，还与其浓度及剂型有关。如氢化可的松在低浓度情况下属于弱效，在高浓度或加上促渗剂时，则变为强效。外用激素的剂型也要慎重选择，以加强疗效，减少副作用。如毛发区可用洗剂或霜剂，皱褶部位可用霜剂。慢性干燥、肥厚、角化的损害可用软膏及硬膏。

2. 抗感染　亚急性接触性皮炎容易继发细菌或真菌感染，此时应使用抗菌制剂。

3. 保护　避免一切可能的加重因素，如不使用碱性皂类，使用一些保护性乳膏，避免皮肤干裂等。在一些皮肤干燥、细皲裂明显的亚急性接触性皮炎中，仅使用皮质类固醇激素常难以奏效，而加用一些富含水的霜剂或乳膏，则可明显改善治疗效果。

（二）内用治疗

泛发或皮损严重的皮炎可以在去除病因的基础上使用中小剂量短疗程内用糖皮质激素，或甘草酸苷、雷公藤制剂等，而一般轻度的接触性皮炎，用口服抗组胺药止痒即可。

三、慢性接触性皮炎

某些接触性皮炎会发展成慢性，经久不愈，这多是由于环境中的刺激因子及变应原不能完全去除及其皮肤屏障功能破坏所致。例如，在护士、理发师、园艺师及家庭主妇中发生的手部皮炎，如果不主动停止工作，则难以痊愈。有些变应原由于在生活中存在广泛而使敏感者不可能完全避免，如铬、镍过敏。对这类患者，帮助其把接触致敏物的可能性降低到最低限度是必要的。治疗主要使用外用糖皮质激素加保湿剂或角质松解剂。针对严重的病例，如对菊科植物（compositae）引起的慢性光线性皮炎，也可试用小量激素加免疫抑制剂。有些病例，可以试用光疗。慢性皲裂性损害还可用糖皮质激素封包或湿包治疗。对于某些顽固病例，使用雷公藤多苷口服也可收到效果。但是切记，慢性接触性皮炎的首要治疗是去除病因。如果不能找到病因和去除病因，任何强烈的治疗手段都是得不偿失的。

四、速发型接触性反应

免疫性机制引起的接触性荨麻疹或蛋白质接触性皮炎，在去除病因后，可以使用抗组胺药治疗；非免疫性机制的接触性荨麻疹主要用糖皮质激素或非甾体抗炎药治疗。

推荐阅读 Lahti A，Väänänen A，Kokkonen EL，et al. Acetylsalicylic acid inhibits non-immunologic contact urticaria. Contact Dermatitis，1987，16（3）：133-135.

五、非湿疹型反应

参照变应性接触性皮炎。

第4节 持续不愈病例的病因分析

一、皮肤屏障功能破坏

皮肤屏障功能破坏导致工作及生活中新的刺激原的穿透及吸收增加，产生继发性刺激性皮炎。或在皮肤屏障功能降低的情况下，非刺激原也可能成为刺激原。皮肤的屏障功能往往需要在皮炎痊愈后数周才能完全恢复。

例如一位女性患者，因双小腿急性渗出性接触性皮炎而住院治疗，住院后行湿敷及红外线理疗，渗出很快终止，但继发了皮肤干燥、细皲裂及脱屑。此时患者皮肤屏障功能被极度破坏，对许多外用药，如曲安奈德-尿素软膏、氢化可的松霜、氧化锌糊、硅霜均有反应，用后皮肤均痛痒，严重者甚至出现水疱。分析病因后，及时中止了红外线理疗，告知勿清洗。经试用挑选出无反应的外用药，1个多月后痊愈。

推荐阅读 Malten KE. Thoughts on irritant contact dermatitis. Contact Dermatitis，1981，7（5）：238-247.

二、忽略性接触

家庭、第二职业及业余爱好中的某些接触物被忽略，可以造成皮炎持续不愈。由于某些变应原在环境中广泛存在，有时甚至以其他形式出现，患者往往意识不到接触它们。这种情况多见于镍、铬、甲醛等常见变应原。彻底避免接触非常困难。

三、交叉过敏

交叉过敏是一个较易忽视的问题。新的交叉变应原还在不断出现，如近年研究发现，某些植物如香蕉、桃等可以与橡胶产生交叉过敏。因此，我们要不断积累知识、总结经验，才能应付不断变化的变应原。

四、继发过敏

对治疗中的外用药物过敏，尤其是糖皮质激素过敏，是引起慢性皮炎持久不愈的重要原因。此外如果使用橡胶防护手套，可能会对手套中的橡胶乳产生继发过敏。前面已经提到，在皮炎发作期，角质形成细胞活化，多种细胞因子及细胞黏附分子表达增加，淋巴细胞浸润，此时机体反应性增高，较易对新接触的物质发生继发过敏。国外研究发现，慢性湿疹皮炎类皮肤病患者对各种糖皮质激素霜斑贴试验阳性率可达 0.3%～4.9%。糖皮质激素接触性过敏临床症状多不明显，仅表现为治疗无效，这可能是有些皮炎慢性不愈的重要原因。这种状况并非仅限于接触性皮炎，在银屑病、手足癣中，外用药继发过敏也很常见，如我们研究发现，在 185 例有外用咪唑类抗真菌药史的皮肤病患者中，抗真菌药斑贴试验阳性率达 4.3%。外用抗生素如新霉素、过氧化苯甲酰、中药等也可导致继发过敏。

五、继发感染

接触性皮炎由于皮肤屏障功能被破坏，加上外用糖皮质激素、钙调磷酸酶抑制剂等抑制机体免疫等因素容易继发细菌或真菌感染。这种情况在手足部或面部接触性皮炎中更常见。如果不能适当处理感染因素，仍然使用治疗皮炎的药物，会进一步加重感染而影响皮炎的治疗。

六、局部环境因素

局部环境因素也可以影响接触性皮炎的治疗。例如夏天在炎热的环境中，持续出汗对渗出性皮损的治疗以及冬季使用空调、暖气等的干燥环境对干燥、皲裂性皮炎的治疗均有较大影响。应告知患者改善环境，如不能改善，针对上述情况调整治疗使用的药物是必要的。

七、全身因素

全身因素也不可忽视，如特应性皮炎或鱼鳞病患者较易发生接触性皮炎，此时应先改善其全身状况。如特应性皮炎患者试用免疫调节剂，如转移因子，鱼鳞病患者口服维生素 A，局部使用润肤油等，均对接触性皮炎的治疗有帮助。

八、自身免疫或自体致敏

长久不愈或反复发作的皮肤过敏会诱发自身免疫病或自体过敏，导致皮炎迁延难愈。

九、误诊

如将银屑病或真菌感染误诊为接触性皮炎，治疗效果自然不会好。

十、不明因素

临床尚有一些病例目前还不能找到原因，例如遗传因素。因为遗传因素导致的接触性皮炎没有好的治疗方法，还会徒增患者烦恼，所以这里没有强调遗传因素。

推荐阅读　［1］Otani IM，Banerji A. Immediate and Delayed Hypersensitivity Reactions to Corticosteroids：Evaluation and Management. Curr Allergy Asthma Rep，2016，16（3）：18.
［2］Burden AD，Beck MH. Contact hypersensitivity to topical corticosteroids. Br J Dermatol，1992，127（5）：497-500.
［3］李林峰，王宝华.几种咪唑类抗真菌药接触性皮炎的初步研究.北京医科大学学报，1994，26（4）：284-285.

第5节　针对接触变应原的治疗

一、减敏

减敏（hyposensitization）或诱导耐受一直是人们探索的课题。从变应性接触性皮炎的发生过程看，控制变应原的提呈、T 细胞的识别或激活抑制性 T 细胞三个方面均可以达到免疫耐受的目的。在朗格汉斯细胞缺如的动物或经 UV 照射使朗格汉斯细胞功能破坏，经静脉注射或口服接触变应原由于避开了朗格汉斯细胞均不能使机体致敏。从理论上封闭 T 淋巴细胞受体（TCR）也是一个途径，口服某些变应原或许可以达到此目的，但临床上还没有肯定的结论。在敏感者致敏处的皮肤上反复涂抹相应变应原可以激活及增强抑制性 T 细胞的抑制效应，造成暂时性的不应答。预先在局部使用强致敏原致敏，可以防止对其他变应原的致敏，机制不明。改变分子的结构也可以诱导耐受。

二、中和变应原

对于金属如铬、镍过敏，曾有人试图用氧化或还原的方式使金属的电离状态发生变化，如 Cr 从 +6 价变为 +3 价，以减少其变应原性，但并不成功。对 Cr^{6+} 过敏的人对 Cr^{3+} 也过敏。使用螯合剂如 EDTA、二巯基乙醇等来络合金属离子，使其失去反应原性，似乎有一些效果。如使用络合剂四乙基秋兰姆二硫化物（tetraethyl thiuram disulfide）可以有效地治疗镍手部皮炎，但螯合剂本身尚有使机体致敏的风险。水泥中的铬常引起刺激性及过敏性接触性皮炎。在水泥中加入硫化铁（ferric sulfide）可有效地降低铬过敏的发生，但不能降低水泥的刺激性，可使用含有 10％抗坏血酸（ascorbic acid）的防护霜有一定防护效果。

三、低变应原饮食

食物与过敏性疾病的关系早就为人所知。如我国所说的"发物"，包括牛羊肉、海鲜等，经常与皮肤发疹有关。我们在临床实践中曾见到一例 15 年反复发作的湿疹患者，斑贴试验发现其对镍过敏，去除致敏原后皮损虽然减轻，但仍未消退。之后患者发生了两次与食物关系明确的皮损爆发，一次是食鸡肉，一次是食牛肉，由此引起了我们的重视。经过变应原皮肤试验，发现其对多种吸入变应原如屋尘、兽毛以及食物变应原如鸡、牛、羊肉呈阳性反应。经过饮食控制、变应原脱敏及免疫调节，终于控制了湿疹，至今未复发。

系统性接触性皮炎患者也需要控制饮食。如有些镍过敏的患者会发生复发性水疱性手部湿疹，其中有些患者口服镍可以激发出类似反应，对于这些患者，低镍饮食会有帮助。

对香脂或调味料过敏也有类似情况。对秘鲁香脂过敏的患者，如果常规治疗效果不佳，做秘鲁香脂口服激发试验可能有用，如为阳性，则可采用低香脂饮食。

已经发现，敏感个体食入相应变应原可以发生手部水疱性湿疹、荨麻疹、中毒性红斑、多形性红斑等皮疹，详见系统性接触性皮炎章节。

推荐阅读 Veien NK, Hattel T, Justesen O, et al. Oral challenge with balsam of Peru. Contact Dermatitis, 1985, 12（2）: 104-107.

第 6 节　外用制剂

一、治疗选择原则

外用制剂很多，适应证各不相同。外用制剂使用时要注意以下几个方面：

（一）制剂性能的选择

要明确皮损的性质，根据皮损性质选择不同性能的制剂。如干燥性皮损使用保湿剂；感染性皮损使用相应抗微生物制剂；炎症性皮损根据不同严重程度选择不同强度的抗炎制剂等。

（二）剂型的选择

按急性、亚急性及慢性皮损选择合适外用药剂型。急性非渗出性皮损可使用粉剂、洗剂、霜剂、乳剂或凝胶，不宜使用软膏或硬膏，后者容易引起浸渍。急性渗出性皮损宜用溶液湿敷。亚急性皮损宜用糊剂、油剂，也可使用霜剂、乳剂、软膏、凝胶等。慢性皮损首选软膏、硬膏，也可使用霜剂、乳剂、凝胶等。此外还应注意患者的皮肤类型。如粉剂及洗剂适合油性皮肤，油包水乳剂及含脂软膏适合干性皮肤，糊剂及水包油霜剂适合中性皮肤；

（三）注意事项

由于易致敏，外用制剂不应使用抗组胺药和局麻药；不应含有香料、蛋白质等常见变应原成分；由于易增加耐药机会，应谨慎选择外用抗生素，并注意控制使用时长；根据患者年龄、皮损部位选择安全性高的外用制剂。

（四）剂量估计

剂量可以参考指尖单位（fingertip unit，FTU）。即从一个管口内径 5 mm 的药管中挤出长度从示指指尖至远端指间关节横线的剂量，约 0.5 g，可涂抹成人患者两个手掌面积的皮肤。

二、保湿剂

保湿剂（moisturizer）又称为润肤剂（emollient），有阻止皮肤水分丢失，增加皮肤柔软度及光滑度的功能。理想的润肤剂应无刺激、无致敏、容易使用、外观好，适合干燥、脱屑性接触性皮炎。保湿剂可大致分为三类：

1. 湿润剂（humectant） 可以结合皮肤中的水分，起到保湿作用。如甘油、丙二醇、尿素、维生素、透明质酸、蜂蜜、乳酸钠、山梨醇（sorbitol）、蛋白、凝胶（gelatin）等，在环境湿度低时，可能防止皮肤水分丧失。

2. 封包剂（occlusive） 可以阻止皮肤水分丢失，如羊毛脂、动物脂、磷脂、硅油、凡士林、石蜡、胆固醇、矿物油、橄榄油等。

3. 亲水基质（hydrophilic matrices） 主要为高分子物质，在体表形成保护层，阻止水分蒸发，如透明质酸、燕麦胶（colloidal oatmeal）等。

保湿剂可以是药物，也可以是化妆品或医疗器械。剂型可以是软膏、乳膏、霜剂、凝胶或溶液。一般保湿能力由高至低依次为软膏、油包水乳膏、水包油霜剂、凝胶和溶液。功效性保湿剂添加有修复皮肤屏障（例如神经酰胺）、防晒或美白功效的成分。含钙离子的保湿剂可能具有抗炎、止痒功能，含抗菌肽的保湿剂有抗微生物功能。

保湿剂中不应含香料、防腐剂、蛋白质等常见的致敏原。

三、传统非糖皮质激素类外用制剂

传统非糖皮质激素类外用制剂很多，可以单独应用或与外用糖皮质激素交替使用。包括以下几种：

1. 炉甘石洗剂 有止痒、保护皮肤、收敛及消炎作用，用于无渗液的皮炎。用前震荡，涂于患处，每日数次。勿用于糜烂、渗出性皮损及毛发多的部位，如头皮、腋窝等。

2. 白色洗剂　用法与用途同炉甘石洗剂。

3. 硼酸溶液（3%～4%）　用于急性糜烂、渗出性皮损。

4. 雷佛奴尔（依沙吖啶）液（0.1%）　用于急性皮炎，有糜烂、渗液怀疑继发细菌感染者。

5. 氧化锌糊　有吸湿、保护、收敛、止痒作用。适用于亚急性皮炎。也常作为糊剂基质。

6. 尿素软膏（20%）　本品可溶解角质、保湿，用于治疗皲裂、干燥性、角化性皮损。

7. 氧化锌油（25%）　用于急性、亚急性皮炎中有糜烂、渗液的皮肤损害。

四、外用糖皮质激素

外用糖皮质激素（topical corticosteroids，TCS）有抗炎、抑制免疫、抗增生的作用。依据皮肤血管收缩试验，其作用强度可分为超强效、强效、中效和弱效四类（表 17-1）。

表 17-1　外用糖皮质激素分类与常见药物

分类	常见药物
超强效	0.05%丙酸氯倍他索乳膏/软膏/凝胶、0.05%醋酸二氟拉松软膏、0.1%氟轻松乳膏等
强效	0.05%卤米松乳膏、0.1%哈西奈德乳膏/软膏/溶液、0.1%糠酸莫米松软膏、0.1%曲安奈德软膏、0.5%曲安奈德软膏、0.005%丙酸氟替卡松软膏、0.05%醋酸氟轻松乳膏/软膏/凝胶、0.05%丙酸氯倍他索溶液、0.025%丙酸倍氯米松软膏、0.05%丙酸倍他米松乳膏等
中效	0.05%丙酸氟替卡松乳膏、0.1%糠酸莫米松乳膏/洗剂、0.1%丁酸氢化可的松乳膏/软膏/洗剂、0.1%曲安奈德软膏/乳膏/洗剂、0.025%氟轻松乳膏/软膏、0.05%丁酸氯倍他松软膏等
弱效	0.05%地奈德乳膏/软膏/凝胶/洗剂、0.01%氟轻松乳膏、0.05%氟轻松溶液、0.025%曲安奈德乳膏/水剂、0.5%醋酸泼尼松龙软膏、0.05%醋酸地塞米松软膏、0.025%醋酸氟氢可的松软膏等

使用原则：首先，药物强度的选择要根据皮损的性质（即严重程度），以及年龄、部位、皮损分期和季节等综合考虑。重度肥厚、角化、苔藓化皮损应选用超强效或强效激素；轻度红斑、充血、细小丘疹皮损则选用弱效激素；其他中度皮损可以使用中效激素。儿童及面颈部和柔嫩部位皮肤（眼周、腋窝、腹股沟、股内侧和阴部等）首选弱效或中效激素，慎用强效和超强效激素；手掌和足底首选强效或中效激素。不推荐与其他制剂混合使用。与保湿剂联合使用时，建议先使用保湿剂，等待 15～20 min 后再使用糖皮质激素。

炎症控制后（瘙痒消失，皮损明显减轻）使用降阶梯疗法逐渐过渡到弱效糖皮质激素或钙调磷酸酶抑制剂（topical calcineurin inhibitor，TCI）等非激素制剂，直至皮炎消退。

疗程：急性、亚急性皮炎 1～2 周；慢性皮炎 2～4 周。

五、钙调磷酸酶抑制剂

钙调磷酸酶抑制剂通过抑制 T 淋巴细胞和肥大细胞发挥抗炎作用，并作用于辣椒素受体 TRPV1 发挥止痒作用，没有皮肤萎缩、毛细血管扩张等不良反应，可作为一线制剂用于皮肤薄嫩部位或褶皱部位，如眼睑、肛周、生殖器、腋窝和腹股沟等，或用于其他部位与外用激素序贯使用。0.1％他克莫司软膏批准用于成人患者，0.03％他克莫司软膏和 1％吡美莫司乳膏批准用于 2 岁及以上儿童和成人患者。药物说明书不推荐外用钙调磷酸酶抑制剂封包治疗；对本药物或其基质等成分过敏的患者禁用。注意使用初期部分患者有局部灼热感、瘙痒、刺痛或红斑等皮肤刺激反应，常在涂抹后 5 min 内出现，数天内可逐渐缓解。

六、外用磷酸二酯酶 4 抑制剂

克立硼罗（crisaborole）软膏是一种非激素、小分子磷酸二酯酶 4（phosphodiesterase-4，PDE-4）抑制剂，可以抑制细胞内过度活化的 PDE-4 发挥抗炎作用，国内批准用于 2 岁以上儿童和成人轻中度特应性皮炎患者，每天 2 次外用。没有皮肤萎缩、毛细血管扩张等不良反应，适用于替代外用激素治疗，可用于包括皮肤薄嫩部位和褶皱部位的所有部位皮损。相较于外用钙调磷酸酶抑制剂，克立硼罗软膏的皮肤刺激反应比例更低，患者更容易接受。对于中重度皮炎，建议初始可以与足强度激素联合使用，待控制为轻中度时，使用本药维持治疗。对克立硼罗过敏的患者禁用。近期美国 FDA 已批准 2% 克立硼罗软膏用于治疗 3 个月以上的轻中度特应性皮炎患者。

七、JAK 抑制剂

JAK（Janus kinase）抑制剂包括托法替尼软膏（tofacitinib ointment）、鲁索利替尼乳膏（ruxolitinib cream）和迪高替尼软膏（delgocitinib ointment）等。临床试验显示外用 JAK 抑制剂能够有效减轻皮损，迅速缓解瘙痒。不良反应发生率低，多为轻度，包括局部烧灼感、局部瘙痒和毛囊炎等。详见本章第十节。

八、外用抗微生物制剂

继发细菌感染时，应先外用抗生素或其他抗菌药物控制感染后，再使用抗炎药。当皮肤出现糜烂、渗出、抓痕、结痂时，需警惕细菌感染的可能。推荐联合外用抗感染药物 7 ～ 14 天，常外用抗生素如莫匹罗星软膏、夫西地酸乳膏和复方多黏菌素 B 软膏等。

并发疱疹性湿疹时，应使用外用抗病毒药物 7 ～ 14 天，如喷昔洛韦乳膏（每天 4 ～ 5 次）、阿昔洛韦乳膏（每天 4 ～ 6 次）。

九、外用中成药

外用中成药没有激素长期应用的不良反应，可单独使用治疗轻中度皮损，特别是皮肤柔嫩部位的皮损，也可与外用激素联合治疗或序贯治疗重度皮损。针对不同分期和不同皮损表现，可以采用不同性质和剂型的外用中成药治疗。

十、其他药物

对于慢性期角化性肥厚性皮损，可在外用糖皮质激素基础上联合外用角质松解剂以提高疗效，如10%～40%尿素乳膏（每天2～3次）、5%～10%水杨酸软膏（每天2次）和维A酸乳膏（每晚1次）。

维A酸乳膏应在夜间或睡前使用，局部可能出现红斑、脱屑、瘙痒、烧灼、刺痛和干燥等皮肤刺激反应，联合保湿剂有助于减轻刺激反应；使用期间应采用遮光措施，避免日晒。妊娠期和哺乳期妇女禁用维A酸乳膏。

难治性皮损也可以尝试联合外用卡泊三醇。

推荐阅读 李邻峰，马琳.特应性皮炎外用制剂合理应用及患者指导专家共识.中华皮肤科杂志，2022，55（4）：281-287.

第7节 湿包治疗

一、简介

湿包治疗方法为在外用糖皮质激素后，再用内湿外干的毯子、棉织物或市售湿包带包裹身体，适用于难治性泛发性皮炎、红皮病或局部肥厚性皮炎的治疗。

二、机制

1.湿包可以增加皮肤水分，改善皮肤干燥，软化皮肤，促进药物吸收，增强药物疗效。

2.湿包可以促进皮肤热量散失，降低体表温度，减轻炎症充血，止痒。

3.包裹可以保护皮肤，减少直接搔抓损伤，减少与变应原和刺激原接触。

三、方法

先温水洗浴，然后在皮损处外用糖皮质激素药膏，根据皮损情况选择激素强度及是否加用抗菌药物，全身涂抹保湿剂（皱褶处勿用），随后马上包裹温暖、湿润但不滴水的纯棉浴巾或毯子或纯棉秋衣、秋裤，也可以使用市售湿包带。一般先用温水浸湿，再拧干即可。最好外部包裹干毛巾。如湿毯子变干后，可以用热水喷湿。可以每日 1～2 次，每日 2～12 h。以 1 周为一个疗程，以后可以每周 1 次。

四、安全性

短期（5 天内）使用弱效糖皮质激素对下丘脑-垂体-肾上腺轴无影响；强效糖皮质激素可以暂时抑制下丘脑-垂体-肾上腺轴，但停用可以恢复。可能有增加金黄色葡萄球菌感染的风险，主要原因是封包效应；偶有铜绿假单胞菌感染。

推荐阅读 ［1］Wei Xu，Yan Li，Zeyu Chen. Wet-wrap therapy with halometasone cream for severe adult atopic dermatitis. Postgraduate Medicine，2018.
［2］李邻峰、马琳. 特应性皮炎湿包疗法临床应用专家共识. 中华皮肤科杂志，2022，55（4）：289-294.

第 8 节 传统系统治疗药物

一、抗组胺药

抗组胺药具有止痒、抗炎、调节免疫、修复皮肤屏障的功能，适合明显红斑、充血、瘙痒的患者。推荐使用第二代非镇静抗组胺药治疗，必要时可联合或加倍剂量治疗，注意并非所有药物都可以加量。对于瘙痒明显或伴有睡眠障碍的患者，可尝试短期联合第一代抗组胺药治疗 1 周左右。考虑到第一代抗组胺药对睡眠质量及学习认知能力的影响，不推荐长期使用第一代抗组胺药，特别是儿童。

推荐阅读 李邻峰. 抗组胺药治疗皮炎湿疹类皮肤病临床应用专家共识. 中华全科医学,2021,19（5）：709-712.

二、糖皮质激素

其他药物难以控制的严重病情如剧烈瘙痒、全身泛发皮疹、全身或局部严重水肿者可短期应用，如泼尼松 0.5 ～ 1.0 mg/（kg·d）。强过敏原导致的染发皮炎、油漆皮炎疗程 4 周，其他皮炎 1 ～ 2 周。避免长期应用系统性糖皮质激素，以防止或减少不良反应的发生。

三、免疫抑制剂

免疫抑制剂适用于重度皮炎且常规疗法不易控制的患者。应用免疫抑制剂时必须注意适应证和禁忌证，并且应密切监测不良反应。多数免疫抑制剂均没有获批湿疹皮炎适应证。

（一）环孢素（cyclosporine）

环孢素对免疫系统有很强抑制作用，抑制 T 细胞活化及细胞因子产生，比如抑制 T 淋巴细胞 IL-2 的分泌及 IL-2 受体的表达，抑制 IFN-γ 的生成，干扰抗原提呈及减轻单核细胞浸润等。推荐起始剂量 3 ～ 5 mg/（kg·d），通常分 2 次口服，并在每天同一时间服用，以实现最大获益。病情控制后逐渐减量，不建议疗程超过 2 年。也可尝试环孢素间断治疗方法。用药期间应监测血压和肾功能，条件允许的情况下可检测环孢素血药浓度。用药期间不建议同时进行光疗。主要副作用为肾毒性，早期降低药量可恢复；但长期应用也有发生间质性肾炎或肾小球硬化者。高血压也常见，可通过降低药量及应用钙通道阻滞剂或血管紧张素转化酶抑制剂治疗。还可造成高钾血症、高脂血症、高尿酸血症、低镁血症、肝功能障碍、多毛、牙龈增生等。极少引起骨髓抑制。可增加皮肤或内脏肿瘤的发生率。

（二）吗替麦考酚酯（mycophenolate mofetil，MMF）

吗替麦考酚酯可通过抑制次黄嘌呤单核苷酸脱氢酶来阻断细胞的嘌呤生物合成途径。MMF 有选择性地影响 B 细胞和 T 细胞，使其具有治疗炎症性疾病的独特作用机制。每日 2 ～ 3 g，分两次口服。本药耐受性通常良好，常见的副作用有消化道反应，如恶心、呕吐和腹痛。对于难治性儿童特应性皮炎，MMF 是相对安全的替代药物。2 岁及以上患儿接受 MMF 单药治疗重度特应性皮炎，未发现血液系统损害、肝损害或感染等副作用。

四、中药提取物

中药提取物包括雷公藤制剂、甘草酸苷、白芍总苷等多种，但是有适应证的只有雷公藤制剂及甘草酸苷。

（一）雷公藤多苷（tripterygium glycosides）

雷公藤多苷是自卫矛科植物雷公藤的根部提取的多苷，有强免疫抑制作用及抗炎作用，能拮抗和抑制炎症介质的释放，抑制 T 细胞功能，抑制迟发型超敏反应，抑制白介素-1 的分泌，抑制分裂源及抗原刺激的 T 细胞分裂与繁殖。用法：1 ～ 1.5 mg/（kg·d），或 20 mg，每日 3 次。病情控制后减量。

说明书不良反应包括：①消化系统：口干、恶心、呕吐、乏力、食欲缺乏、腹胀、腹泻、黄疸、转氨酶升高；严重者可出现急性中毒性肝损伤、胃出血。②血液系统：白细胞、血小板减少；严重者可出现粒细胞缺乏和全血细胞减少。③泌尿系统：少尿或多尿、水肿、肾功能异常等肾损害；严重者可出现急性肾衰竭。④心血管系统：心悸、胸闷、心律失常、血压升高或下降、心电图异常。⑤生殖、内分泌系统：女性月经紊乱、月经量少或闭经；男性精子数量减少、活力下降。⑥神经系统：头昏、头晕、嗜睡、失眠、神经炎、复视。⑦其他：皮疹、瘙痒、脱发。

禁忌证：儿童、育龄期有孕育要求者、孕妇和哺乳期妇女禁用。心、肝、肾功能不全者禁用；严重贫血、白细胞和血小板降低者禁用。胃、十二指肠溃疡活动期患者禁用。严重心律失常者禁用。

注意事项：严格按照说明书规定剂量用药，不可超量使用。用药期间应注意定期随诊并检查血、尿常规及心电图和肝肾功能，必要时停药并给予相应处理。连续用药一般不宜超过 3 个月。如继续用药，应由医生根据患者病情及治疗需要决定。服药期间可引起月经紊乱，精子活力及数目减少，白细胞及血小板减少，停药后可恢复。孕妇忌服，服此药时应避孕，老年有严重心血管病者慎用。

（二）复方甘草酸苷（compound glycyrrhizin）

复方甘草酸苷是由甘草酸苷、甘氨酸和盐酸半胱氨酸组成的复方制剂，其中甘草酸苷是主要药理成分，具有抗炎、抗病毒、调节酶活性、解毒及免疫调节等作用。

具体药理作用：①类激素样作用：甘草酸苷在体内的代谢产物甘草次酸可以抑制 11β-羟基类固醇脱氢酶，从而使血浆氢化可的松水平升高；②抗炎作用：甘草酸苷可以直接与花生四烯酸代谢途径的启动酶–磷脂酶 A2（phospholipase A2）结合，也可以与作用于花生四烯酸使其产生炎性介质的脂氧合酶结合，选择性地阻碍这些酶的磷酸化而抑制其活化，从而发挥抗炎的作用。③抗过敏作用：甘草酸苷具有抑制兔的局部过敏坏死反应及抑制施瓦茨曼现象等抗过敏作用。④免疫调节作用：在体外试验中发现，甘草酸苷能够调节 T 细胞活化、对 γ 干扰素有诱导作用，可活化自然杀伤细胞，促进胸腺外 T 淋巴细胞分化等。此外，甘草酸苷还具有促进肝细胞增殖、抑制病毒增殖和灭活病毒的作用。

适应证：适用于治疗慢性肝病，改善肝功能异常。皮肤科可用于治疗湿疹、皮炎、斑秃。

复方甘草酸苷有胶囊、片剂和注射液等三种剂型。胶囊 / 片剂：每粒 / 片含甘草酸苷 25 mg，甘氨酸 25 mg，盐酸半胱氨酸 25 mg。注射液：每 20 ml 注射液中含甘草酸苷 40 mg，甘氨酸 400 mg，盐酸半胱氨酸 20 mg。

用法用量：成人通常 1 次 2～3 粒 / 片，小儿 1 次 1 粒 / 片，1 日 3 次，饭后口服。可依年龄、症状适当增减。注射液：1 日 1 次，每次 40～60 ml 静脉注射或者静脉点滴。最大用药剂量为 100 ml/ 日。

不良反应：复方甘草酸苷的主要不良反应是假性醛固酮症（发生频率不明），可以出现低钾血症、血压上升、钠及体液潴留、水肿、尿量减少、体重增加等假性醛固酮增多症状，因此在用药过程中，要注意观察（血清钾水平等），发现异常情况，应停止给药。应用前应该告知患者（尤其老年人），如果出现无力、心慌或水肿等症状时应即刻停药，并联系医生。

禁忌证：醛固酮症患者、肌病患者、低钾血症患者和有血氨升高倾向的末期肝硬化患者不宜使用复方甘草酸苷。

五、中成药：润燥止痒胶囊

润燥止痒胶囊的成分包含何首乌、制何首乌、生地黄、桑叶、苦参、红活麻。功能主治：养血滋阴，祛风止痒，润肠通便。用于血虚风燥所致的皮肤瘙痒，痤疮，便秘。口服，一次4粒，一日3次，2周为1个疗程。

不良反应：①消化系统：恶心、呕吐、腹痛、腹泻、胃肠不适等表现，有肝功能异常的个案报告；②皮肤：可以出现皮疹、瘙痒；③精神神经系统：头痛、头晕。

禁忌证：肝功能失代偿者禁用。

临床研究发现润燥止痒胶囊具有止痒、抗炎、通便等药理作用，临床可用于慢性湿疹、特应性皮炎、神经性皮炎、脂溢性皮炎、皮肤瘙痒症、慢性荨麻疹等，能有效减轻皮肤慢性瘙痒，改善皮肤严重程度。系统分析循证医学证据支持其治疗慢性湿疹，属于中国中成药治疗湿疹临床应用指南推荐药物之一。

推荐阅读 《中成药治疗优势病种临床应用指南》标准化项目组.中成药治疗湿疹临床应用指南（2020年）.中国中西医结合杂志，2021，41（2）：133-142.

第9节　生物制剂

一、IL-4 和（或）IL-13 抑制剂

白细胞介素（IL）-4 和 IL-13 在 2 型炎症中起重要作用，可以激活 Th2 细胞，诱导树突状细胞分化，激活 B 细胞，刺激 IgE 生成，并促进嗜酸性粒细胞募集。IL-4/IL-13 的阻断可有效降低 2 型炎症反应。非经典变应性接触性皮炎也可以是 2 型炎症，因此可以尝试使用。

度普利尤单抗（dupilumab）

度普利尤单抗是一种全人源 IgG4 单克隆抗体，可与 IL-4/IL-13 受体共

有的 α 亚基结合。目前推荐用于外用药控制不佳或不建议使用外用药的中重度特应性皮炎患者。相比常规免疫抑制剂，度普利尤单抗的安全性良好且可用于长期治疗，但是费用相对高。

用法：皮下注射给药，每次注射间隔 2 周。成人的初始剂量为 600 mg，随后给予维持剂量 300 mg，每 2 周 1 次。6 个月至 17 岁儿童和青少年的剂量按体重计算。对于 6 ～ 17 岁儿童和青少年患者，体重 15 kg 至小于 30 kg 者的初始剂量为 600 mg，随后给予维持剂量 300 mg，每 4 周 1 次；体重 30 kg 至小于 60 kg 者的初始剂量为 400 mg，随后给予维持剂量 200 mg，每 2 周 1 次；体重 60 kg 及以上者的初始剂量为 600 mg，随后给予维持剂量 300 mg，每 2 周 1 次。对于 6 个月至 5 岁儿童患者，体重 5 kg 至小于 15 kg 者的初始剂量为 200 mg，随后给予维持剂量 200 mg，每 4 周 1 次；体重 15 kg 至小于 30 kg 者的初始剂量为 300 mg，随后给予维持剂量 300 mg，每 4 周 1 次。度普利尤单抗治疗期间常可按需继续外用糖皮质激素。本药安全性良好，部分患者用药后可发生结膜炎等。由于仅抑制 2 型炎症，本药对机体抗细菌病毒等抗感染免疫影响小。

有报道治疗水泥接触性皮炎有较好疗效。一项研究纳入了 64 名既往接受数种传统治疗无效的部分合并变应性接触性皮炎的特应性皮炎患者的回顾性研究，包括 17 例斑贴试验确诊变应性接触性皮炎的患者、14 例临床疑似变应性接触性皮炎的患者和 33 例排除变应性接触性皮炎的患者，接受度普利尤单抗治疗后，与不合并变应性接触性皮炎的患者相比，确诊或疑似变应性接触性皮炎的患者在皮损体表面积受累评分、研究者总体评估和瘙痒评分方面均有明显好转。但在其他研究中，合并变应性接触性皮炎的特应性皮炎患者接受度普利尤单抗治疗后，只有少数患者的斑贴试验结果强度下降或转为阴性（表示患者对接触物的过敏反应减轻或消失）。

二、其他生物制剂

其他生物制剂种类非常多，但对接触性皮炎的疗效有待进一步研究。目前大多数相关研究是病例报告、病例系列和回顾性研究，有研究显示针对 IL-12 和 IL-23 途径的乌司奴单抗（ustekinumab）等生物制剂在变应性接触性皮炎的治疗中效果不佳。

推荐阅读　[1] Wilson B，Balogh E，Rayhan D，et al. Chromate-Induced Allergic Contact Dermatitis Treated With Dupilumab. J Drugs Dermatol，2021，20（12）：1340-1342.

[2] Bangsgaard N，Zachariae C，Menné T，et al. Lack of effect of ustekinumab in treatment of allergic contact dermatitis. Contact Dermatitis，2011，65（4）：227-230.

[3] Chipalkatti N，Lee N，Zancanaro P，et al. A retrospective review of dupilumab for atopic dermatitis patients with allergic contact dermatitis. J Am Acad Dermatol，2019，80（4）：1166-1167.

[4] Raffi J，Suresh R，Botto N，et al. The impact of dupilumab on patch testing and the prevalence of comorbid allergic contact dermatitis in recalcitrant atopic dermatitis：A retrospective chart review. J Am Acad Dermatol，2020，82（1）：132-138.

[5] Stout M，Silverberg JI. Variable impact of dupilumab on patch testing results and allergic contact dermatitis in adults with atopic dermatitis. J Am Acad Dermatol，2019，81（1）：157-162.

第 10 节　小分子药物

一、JAK 抑制剂

JAK 是一类非受体酪氨酸激酶，与底物信号转导及转录激活因子（signal transducer and activator of transcription，STAT）构成 JAK-STAT 信号通路，参与多种细胞因子的细胞内信号转导，影响细胞的增殖、分化、凋亡及免疫调节等功能。JAK 广泛分布于机体各组织和细胞中，包括 JAK1、JAK2、JAK3 和 TYK2 四个成员。不同的 JAK 可以与自身或其他 JAK 形成不同的复合物组合，细胞因子则通过其受体经 JAK-STAT 信号通路发挥生物学功能。

JAK 抑制剂是一类可以抑制一种或多种 JAK 活性从而阻断相应 JAK-STAT 信号通路的小分子药物。基于选择性和作用靶点不同分为非选择性 JAK 抑制剂和选择性 JAK 抑制剂。阿布昔替尼（Abrocitinib）是以托法替布为原型，针对特应性皮炎设计和研发的口服选择性 JAK1 抑制剂，试验证实与其他 JAK 成员（JAK2、JAK3、TYK2）相比，阿布昔替尼对 JAK1 具有高抑制活性和选择性，可调节 IL-4、IL-13 以及其他与特应性皮炎发病机制相关的细胞因子。乌帕替尼（Upadacitinib）对 JAK1 有强抑制作用，对 JAK2、JAK3 也有一定抑制活性，临床适应证范围广，除了特应性皮炎外，先后获批类风湿关节炎、强直性脊柱炎、银屑病关节炎等适应证，其在溃疡性结肠炎、克罗恩病等的临床应用也在开发中。托法替布（Tofacitinib）是一种小分子非选择性 JAK 抑制剂，可以直接抑制 IL-4 等细胞因子，并降低角质形成细胞中的 JAK-STAT 信号表达，其功效已在中重度斑块型银屑病的 Ⅱb 和 Ⅲ 期临床试验中得到证实。也有研究显示其对特应性皮炎有疗效。巴瑞替尼（Baricitinib）是第一代口服 JAK1/2 抑制剂。它于 2018 年被美国 FDA 批准用于治疗类风湿关节炎。多项 Ⅲ 期临床试验证明了其在特应性皮炎治疗中的有效性，但应进行更多研究以评估安全性和长期有效性。当前正在进行的试验主要集中于巴瑞替尼在儿童和青少年中的应用评估。

理论研究和动物实验研究支持口服 JAK 抑制剂可以治疗接触性皮炎，目前还缺乏临床研究。外用 JAK 抑制剂治疗显示较好疗效，详见相关章节。

二、其他

如芳香烃受体（arkyl hydrocarbon receptor，AhR）添加剂、组胺 H4 受体（H4R）拮抗剂等在接触性皮炎治疗中的作用尚缺乏研究。

第18章
面部接触性皮炎

第1节　概念及分类

一、单纯面部发病

单纯面部发病指仅仅发生于面部的接触性皮炎。通常是洗护化妆用品、外用药物、手机、眼镜等引起的接触性皮炎。

二、累及其他部位

皮损同时出现在其他部位，如手部、颈部等，但主要发生在面部。情况比较复杂。

第2节　发病机制及临床表现

一、变应性接触性皮炎

面部变应性接触性皮炎并不少见，化妆品、外用药、职业接触物及某些生活用品如眼镜、口罩、手机均可造成面部变应性接触性皮炎。如染发过敏，常在双上睑、发际边及双耳垂造成皮炎。眼镜框常在颞部、鼻背、眶下造成皮炎。化妆品常在双颊部造成皮炎。外用药常在用药部位造成皮炎。工业粉尘等气源性物质可以在面颈部造成气源性接触性皮炎。

化妆品是引起面部皮炎的常见变应原，作者曾调查了88例面部皮炎患者，化妆品皮炎占51.7％（内部资料）。其主要特点是皮炎在使用化妆品数天或数年后发生，主要表现为双面颊红斑、瘙痒，红斑可以伴不同程度水肿，在此基础上出现密集针尖至粟粒大小淡红或红色丘疹、丘疱疹甚至水疱、渗液、结痂。继发细菌感染则出现脓疱、脓液或脓痂。值得注意的是多数患者在初次发病时往往不怀疑是化妆品皮炎。

二、刺激性接触性皮炎

面部刺激性接触性皮炎也不少见。常见引起面部变应性接触性皮炎的物质也可以在面部引起刺激性接触性皮炎。常见致病物质有：外用药，如治疗痤疮、黄褐斑、脂溢性皮炎、扁平疣的药物；化妆品，如面霜、香皂；此外，为美容直接使用植物汁液或人奶涂面部引起的面部刺激性接触性皮炎也不少见。如有人用西瓜汁涂面，一天后，面部发生了典型接触性皮炎。水及护肤品本身不是刺激原，但如果洗脸次数过多或使用护肤品过勤，也可引发皮炎。面部慢性累积性刺激性接触性皮炎多表现为淡红斑、皮肤干燥、起皱及脱屑，伴痛、痒或烧灼感。强刺激原如酸、碱、盐、腐蚀性物质可以引起急性红斑、水肿、水疱、大疱性皮炎，伴疼痛。

三、速发型接触性反应

用植物汁液涂面，如啃食西瓜有报告可以在面部引起接触性荨麻疹。花粉等气源性变应原也可在面部引起季节性面部皮炎，表现为红斑及轻度细屑、瘙痒。机制是花粉等物质引起的 IgE 介导的速发型接触性反应。

四、光接触性皮炎

外用防晒霜可以在面部引发光变应性接触性皮炎，与单纯接触性皮炎难以鉴别。作者还曾见一位对松香过敏者，在面部手术后贴橡皮膏并日晒，发生了光变应性接触性皮炎。

五、季节性面部皮炎

本病多发于春季，空气干燥以及刮风使面部皮肤脱水，屏障功能降低，女性好发。洗涤过频也会造成的面部刺激性皮炎；空气中的花粉会引起的速发型超敏反应。

六、接触性唇炎

接触性唇炎也分为几种情况：一种是由环境干燥、舌舐等因素造成的干燥性唇炎；另一种是对口红、唇膏等过敏造成的变应性唇炎。食物还可在唇部引起速发型接触性反应及刺激性皮炎。国外报道一例慢性复发性唇炎患者，由于有咬铅笔头习惯，口唇接触铅笔上的铁环，而铁环中含有其过敏原镍。Fujjsawa Y 等人研究了 22 例接触性唇炎的病因，结果发现其中 11 例为口红过敏引起的变应性接触性皮炎；1 例对漆酚过敏，而这个患者爱吃芒果，芒果中的漆酚可能是病因；另外 10 例患者则为刺激性皮炎（1999 年国际接触性皮炎学习班交流病例）。

七、土豆皮炎病例

Jeannet-Peter 等人报告了 1 例由土豆引起的面部皮炎很有意义。一家庭主妇因做饭削土豆在手部发生了接触性荨麻疹，后来又相继发生了过敏性结膜炎及哮喘。但患者更主要的症状是严重的难治性面部皮炎。患者土豆提取液皮肤点刺试验、斑贴试验及血清中土豆变应原特异性 IgE 均为阳性。经严格避免土豆接触，上述病症均获痊愈。结果说明土豆不但可以直接接触皮肤引发反应，还可通过挥发引起气源性反应，Ⅰ型及Ⅳ型超敏反应均可发生。

第 3 节　诊断、鉴别诊断与治疗

一、诊断

仔细询问病史、皮肤检查、回避试验，必要时斑贴试验及 ROAT 是诊断的关键。一定要仔细询问接触史，勿轻率地诊断为"过敏性皮炎"或"脂溢性皮炎"。

二、鉴别诊断

鉴别诊断包括脂溢性皮炎、玫瑰痤疮、痤疮、毛囊炎、脓疱疮、单纯疱疹、多形性日光疹、丹毒、带状疱疹、红斑狼疮等。

三、治疗

治疗同一般接触性皮炎。但应注意的是，由于面部属于薄嫩部位，与人的外貌关系较大，且皮肤血运丰富，在用药时，应慎重选择糖皮质激素，尤其不可长期使用，以免造成激素依赖性皮炎、毛细血管扩张或色素沉着等。

推荐阅读　[1] Warshaw EM, Schlarbaum JP, Maibach HI, et al. Facial Dermatitis in Male Patients Referred for Patch Testing: Retrospective Analysis of North American Contact Dermatitis Group Data, 1994 to 2016. JAMA Dermatol, 2020, 156 (1): 79-84.

[2] Niesert AC, Oppel EM, Nellessen T, et al. "Face mask dermatitis" due to compulsory facial masks during the SARS-CoV-2 pandemic: data from 550 health care and non-health care workers in Germany. Eur J Dermatol, 2021, 31 (2): 199-204.

[3] Jeannet-Peter N, Piletta-Zanin PA, Hauser C. Facial dermatitis, contact urticaria, rhinoconjunctivitis, and asthma induced by potato. Am J Contact Dermat, 1999, 10 (1): 40-42.

第19章
手部接触性皮炎

第1节　概念及分类

一、单纯手部发病

手部接触性皮炎指仅仅发生于手部的接触性皮炎。通常是由水、皂类、洗手液以及劳动工具、手套、护手霜等引起。

有人把手部接触性皮炎分为手掌和掌侧手指、手背和背侧手指、单纯手指以及全手4类。发生于手掌和掌侧手指的手部接触性皮炎最多见，占44.0%，对于此分类的意义有待进一步探讨。

二、累及其他部位

皮损可同时出现在其他部位，如足部、面部、颈部等，接触情况比较复杂。

第2节　发病机制及临床表现

一、手部变应性接触性皮炎

手部变应性接触性皮炎并不少见，多数与职业有关，如理发师、电镀工人、金属加工作业工人、厨师、医护工作者、工匠、建筑工人、实验室工作人员和家庭主妇等。

意大利一家医院对与手套相关的接触性皮炎患病率进行研究后发现，

大约 1/4 的医护人员因经常使用手套而出现皮肤症状，近 11％的人橡胶添加剂斑贴试验呈阳性。在实验室工作人员中，37％的人报告有手部皮炎症状，而 7％的人橡胶变应原斑贴试验呈阳性。与对照组相比，食品加工业的工人在使用乳胶手套后手部接触性皮炎发生率明显更高。在清洁行业，10％～28％的工人患过手部接触性皮炎，主要的变应原是硫脲类物质，这是在橡胶手套中发现的一组橡胶促进剂。

镍过敏的女性在首次从事电镀工作时，手接触电镀液，即可在 1～2 天后发生皮炎。其特征是瘙痒明显，很快出现红斑、水疱及渗液。一位骨科医生，从医 8 年，手部反复发生皮疹 3 年，每次均在手术后发作。皮疹为粟粒大小红丘疹，分布于手指背、手背及腕部皮肤，边界非常清楚。经斑贴试验发现，其对乳胶手套中橡胶促进剂过敏（内部资料），换用其他手套后痊愈。另一位医生没有换手套，每次手术前后外用糖皮质激素直至后来口服糖皮质激素，结果发生了泛发性钱币状湿疹。一位清洁工手部发生红斑、手肿、渗液 2 个月，斑贴试验显示对镍强阳性。患者从扫把等卫生工具上接触到镍。医生告之戴手套工作后痊愈。

急性变应性接触性皮炎容易在手背部发病。一般手掌及掌侧手指的角化、皲裂性湿疹多为内源性皮炎或刺激性皮炎，但也可发生变应性接触性皮炎，如曾有对摩托车手柄中的橡胶过敏的报告。

常见的过敏原有镍、香料、橡胶促进剂对苯二胺、外用药等。

二、手部刺激性接触性皮炎

手部刺激性接触性皮炎更常见。严重的刺激性接触性皮炎如强酸、强碱造成的化学烧伤比较容易识别，在此不再赘述。这里主要叙述由其他刺激原造成的刺激性接触性皮炎。

（一）慢性手部刺激性接触性皮炎

慢性手部刺激性接触性皮炎多见于中青年女性，尤其是家庭主妇、育儿的妇女，故曾经称为主妇皮炎（house wife dermatitis）。起病较慢，病初多不被人注意，直至发展为较明显的红斑、干燥、皲裂及脱屑。久之可表现为干燥、皲裂、肥厚及苔藓化，可伴不同程度的瘙痒。反复接触水、洗涤剂、纸张、粉末、蔬菜、生肉等均可引发本病。慢性刺激性接触性皮炎的特征为淡红斑、轻度水肿，主要为干燥、皲裂，而少见水疱。

（二）皮脂脱失症（asteatosis）

皮脂脱失症可因寒冷、干燥等气候因素，衣物等机械摩擦，洗手过频及频繁接触某些外用制剂（如洗涤剂）引起。主要表现为皮肤干燥、细小脱屑及小皲裂。有时瘙痒明显，可以湿疹化，发展为乏脂性湿疹（asteatotic eczema）。

干燥低温的环境下皮肤水分蒸发增加，导致皮肤干燥；洗涤过频也可使皮肤脂膜脱落，造成皮肤干燥；甚至过频脱戴手套也可因手套摩擦损伤皮肤及擦掉皮脂而造成皮肤干燥及炎症。本症多见于冬季、老年人及有洁癖的人（反复洗手，甚至用酒精擦手，结果发生皮脂脱失症）。

（三）刺激性反应

刺激性反应表现为皮肤干燥、粗糙、细小裂隙，但未发生湿疹化，往往病程迁延。主要见于洗涤工作者的手部（尤其手背），如理发师、洗衣工、修理工等。一般认为的"手皲"即为刺激性反应。

（四）急性手部刺激性皮炎

急性手部刺激性皮炎表现为红斑、水肿、小丘疹，甚至水疱、大疱及糜烂、溃疡；多发生在手背及戒指下，也可发生在手掌部。

（五）指腹皮炎（pulpitis）

指腹皮炎表现为手指指腹部的干燥、皲裂，可有痛感。初发生在一个手指，后扩展至十指。多见于青年女性，机制尚未完全明了，可能与接触水和洗涤剂及机械摩擦有关。本病多见于教师、图书馆管理员及复印店员工等（内部资料），他们可能由于反复接触干燥的纸张、粉笔等物品，加之摩擦作用的结果。在皮肤科门诊，这种患者并不少见，治疗非常困难，容易复发。

三、手部速发型接触性反应

详见速发型接触性反应临床表现章节。手部接触蛋白质（食物蛋白、乳胶蛋白或生物材料等）后数分钟至数小时内迅速发生红斑、风团、皮肤划痕征等荨麻疹表现，伴瘙痒，一般在 24 h 内消退。因瘙痒继而搔抓出现丘疹、水疱等湿疹皮损，为蛋白质接触性皮炎。皮肤点刺试验和血清变应原特异性 IgE 检测有助于诊断。最常见的致病因子是动物皮屑、面粉和谷物，其次是天然橡胶乳胶和其他食品。在与食品有关的职业中，小麦和面粉是迄今为止的最常见病因。发病率最高的职业包括面包师、糕点师、糖果制造者、厨师、农民（混合作物和农场工作者物接触者）、兽医及其助理、园丁和理发师。

四、手部光接触性皮炎

详见光接触性皮炎章节。

五、系统性接触性皮炎

系统性接触性皮炎表现为手部汗疱疹样皮疹。汗疱疹是发生于手部的复发性水疱性损害，也可见于足跖部。有明显季节性，主见于春夏秋季。水疱为稀疏或密集的潜在性小水疱，也可有大疱。主分布在手掌、指侧缘及甲皱周围皮肤，分布可以不对称。累及甲皱可以造成指甲纵纹。有疼痒感，水疱持续数天，然后干燥皲裂，脱屑而愈，但易复发。

某些汗疱疹尤其是季节性不明显者可能是系统性接触性皮炎。De Boer EM 等研究了 286 例从事金属作业的工人，发现手部皮炎 39 例，其中 21 例为汗疱疹，并发现与职业密切相关；其中仅有 3 例斑贴试验阳性，包括 1 例对镍过敏，2 例对甲醛释放剂过敏，因此推断可能是刺激性接触性反应。但也有一些研究发现本症与一些金属过敏有关，如镍、钴、铬等金属过敏。给镍致敏个体口服镍可以成功地诱发汗疱疹，故致敏因素在汗疱疹发病中确有意义。

推荐阅读 de Boer EM, Bruynzeel DP, van Ketel WG. Dyshidrotic eczema as an occupational dermatitis in metal workers. Contact Dermatitis, 1988, 19（3）: 184-188.

第 3 节 不同职业人群发病情况

一、卫生服务业

Strauss RM 及 Gawkrodger DJ 研究了英国一家医院中 44 名有手部皮炎的护士，包括 40 名女性和 4 名男性。其中 18 人（40.9％）为变应性接触性皮炎，15 人（34.1％）为刺激性皮炎，3 例为特应性皮炎，1 例为汗疱疹，7 人为其他类皮炎。在 15 例刺激性皮炎中，10 例为职业性皮炎；在 18 例变应性接触性皮炎中，8 例变应原为橡胶制品，与职业相关，其中 2 例为速发型接触性反应。Gibbon KL 等人采用斑贴试验方法研究了 450 例卫生工作人员（其中 352 例女性，98 例男性），结果秋兰姆混合物的阳性率高达 27％，且阳性率逐年增高，提示橡胶制品过敏的人越来越多。

二、食品工业

Bauer A 等人研究了 91 例食品加工业学徒的手部皮炎发病情况，研究初始仅有 3.3％的学徒有手部皮炎。学徒训练 2～3 周后，发生率为 17.5％，6 个月后为 29.1％，1 年后为 27.0％，3 年后为 27.5％。其中刺激性皮炎最为常见。湿性工作是风险因素之一，但被调查者的业余活动情况，如参与房屋建筑，是增加手部皮炎风险的重要因素。特应性体质、屈侧皮炎史及既往手部皮炎史是内在风险因素。

三、牙医

Wrangsjo K 等报告，1995—1998 年间，在 174 个被转诊到斯德哥尔摩职业与环境皮肤病科的牙医从业者中，109 人（63％）为手部皮炎，其中 73 人（67％）为刺激性皮炎，36 人（33％）为变应性接触性皮炎。22％的患者对甲基丙烯酸盐过敏。10％的患者对橡胶制品过敏。

四、兽医

Susitaival P 等人研究了兽医手部及前臂皮炎发病情况，结果发现 22% 女性兽医及 10% 男性兽医有手或前臂皮炎史。特应性病史、儿童期手部皮炎史、呼吸道特应性病史及女性性别是手或前臂皮炎的风险因素。在所有皮炎中，速发型接触性反应最常见，接触致病物质为动物皮、毛、分泌物、排泄物、药物、手套以及其他化学物质。

五、橡胶制造工业

Vermeulen R 等人研究了橡胶制造业工人手部皮炎发病情况，结果发现手部皮炎患病率高达 35%（其中重度占 7%，轻度占 28%），远高于一般人群。工作中使用表面活性剂洗手及洗手过频是重要的风险因素。

六、金属加工业

Berndt U 等人研究了瑞士金属制造业学徒工人的手部皮炎发生情况，结果发现 23% 的人有手部皮炎。特应性体质、化学及刺激机械因素以及缺乏足够恢复时间是手部皮炎的好发因素。

推荐阅读　[1] Strauss RM，Gawkrodger DJ. Occupational contact dermatitis in nurses with hand eczema. Contact Dermatitis，2001，44（5）：293-296.

[2] Gibbon KL，McFadden JP，Rycroft RJ，et al. Changing frequency of thiuram allergy in healthcare workers with hand dermatitis. Br J Dermatol，2001，144（2）：347-350.

[3] Bauer A，Bartsch R，Hersmann C，et al. Occupational hand dermatitis in food industry apprentices：results of a 3-year follow-up cohort study. Int Arch Occup Environ Health，2001，74（6）：437-442.

[4] Wrangsjö K，Swartling C，Meding B. Occupational dermatitis in dental personnel：contact dermatitis with special reference to（meth）acrylates in 174 patients. Contact Dermatitis，2001，45（3）：158-163.

[5] Susitaival P，Kirk J，Schenker MB. Self-reported hand dermatitis in California veterinarians. Am J Contact Dermat，2001，12（2）：103-108.

[6] Vermeulen R，Kromhout H，Bruynzeel DP，et al. Dermal exposure，handwashing，and hand dermatitis in the rubber manufacturing industry. Epidemiology，2001，12（3）：350-354.

[7] Berndt U，Hinnen U，Iliev D，et al. Hand eczema in metalworker trainees--an analysis of risk factors. Contact Dermatitis，2000，43（6）：327-332.

第 4 节　诊断与鉴别诊断

一、诊断

根据主要发生于手部的湿疹皮炎样损害，手部接触性皮炎的诊断并不困难。但满足于手部接触性皮炎的诊断是远远不够的，仔细询问病史、皮肤检查、回避试验、必要时斑贴试验及 ROAT 是诊断的关键。一定要仔细询问接触史，勿轻率诊断为"过敏性皮炎"或"湿疹"。

二、鉴别诊断

本病须与手癣、剥脱性角质松解症、银屑病、特应性皮炎等鉴别。

（一）手癣

手癣多发生于单侧，皮疹一般先从拇指和示指指间皮肤开始，逐渐扩大至全部手掌。皮损主要表现为干燥、粗糙、糠状脱屑。一般边界清楚，尤其皮损扩展至手背部皮肤者，可以表现出典型的体癣模式，容易诊断。皮损可以检测到真菌。手部接触性皮炎多发生在双侧，皮疹边界不清，不连续，有的地方有皮损，有的地方无皮损，皮损检测不到真菌。但发生于双侧的手癣也不少见，且临床上手癣也常常有检测不到真菌者，故二者的鉴别有时相当困难，必要时可采用试验性治疗。

（二）剥脱性角质松解症

剥脱性角质松解症主要表现为掌跖部对称性点状或片状反复脱屑，无瘙痒、无炎症，常伴手足多汗，有家族倾向，容易鉴别。

（三）银屑病

手部的银屑病与角化性湿疹难以鉴别，但银屑病无渗出史，皮损边界清楚，鳞屑明显，仔细检查头皮及四肢伸侧往往可以发现皮损，可协助诊断。单发于手部的银屑病则难以诊断，斑贴试验也可有阳性发现，但与病情无明显关系，有时需要取组织病理才能确诊。

（四）特应性皮炎

特应性皮炎容易漏诊，患者可能仅表现为手部接触性皮炎，而没有典型的婴儿湿疹，肘、膝屈侧的皮疹以及本人及直系血亲的哮喘或枯草热史。仔细询问病史及随访，观察是否符合特应性皮炎诊断标准是诊断的关键。

第5节　治疗与预后

一、治疗

治疗同一般接触性皮炎。但应注意的是，手部接触性皮炎治疗的关键在于明确诊断，去除病因。尤其要注意皮肤的屏障功能。研究表明，手部皮炎患者皮肤屏障功能已严重破坏，一般需数月才能恢复。

二、预后

手部刺激性接触性皮炎预后不良，无论患者是否因此调换了工作，70%的患者皮损仍不能消退。但是，如果早期停止接触，有些病例可望在3个月内痊愈。因此，手部刺激性接触性皮炎的预防和早期诊断最为重要。

推荐阅读　[1] Kim HJ, Bang CH, Kim HO, et al. Korean Society of Contact Dermatitis and Skin Allergy. 2020 Korean Consensus Guidelines for Diagnosis and Treatment of Chronic Hand Eczema. Ann Dermatol, 2021, 33 (4): 351-360.

[2] Li Y, Li L. Contact Dermatitis: Classifications and Management. Clin Rev Allergy Immunol, 2021, 61 (3): 245-281.

[3] Kersh AE, Helms S, de la Feld S. Glove-Related Allergic Contact Dermatitis. Dermatitis, 2018, 29 (1): 13-21.

[4] Agner T, Elsner P. Hand eczema: epidemiology, prognosis and prevention. J Eur Acad Dermatol Venereol, 2020, 34 (Suppl 1): 4-12.

[5] Pesonen M, Koskela K, Aalto-Korte K. Contact urticaria and protein contact dermatitis in the Finnish Register of Occupational Diseases in a period of 12 years. Contact Dermatitis, 2020, 83 (1): 1-7.

[6] Li LF, Liu G, Wang J. Etiology and prognosis of hand eczema in a dermatology clinic in China: a follow-up study. Contact Dermatitis, 2008, 58: 88-92.

第20章
气源性接触性皮炎

第1节 概念及分类

一、概念

气源性接触性皮炎（airbone contact dermatitis，ABCD）是由飘浮于空气中的飞沫、粉尘或纤维以及挥发性化学物质引起的接触性皮炎。

二、分类

物质雾化（aerosolized form）以后如果飘落到皮肤上或通过沾染衣物接触皮肤均有可能诱发接触性皮炎。前面讲的气源性刺激性接触性皮炎（airborne irritant contact dermatitis）、变应性接触性皮炎（airborne allergic contact dermatitis）、光毒性接触性反应（airborne phototoxic reactions）、光变应性接触性反应（airborne photoallergic reactions）、接触性荨麻疹（airborne contact urticaria）及非湿疹样接触性反应（如痤疮样、多形红斑样、培拉格样、淋巴瘤样等）几类接触性反应均可以发生。

第2节 发病机制及临床表现

一、气源性刺激性接触性皮炎

气源性刺激性接触性皮炎是由挥发性化学物质或粉尘引起的刺激性皮炎，多见于皮肤外露部位，如面部、眼睑、双上肢等。本病是多种理化刺激因素综合累加的结果，如日光、风及过于干燥或潮湿的空气再加上物质本身的作用。引起本病的物质有：挥发性物质如酸、碱、氨、清洗剂、甲醛、工业溶剂、不含碳纸张、环氧树脂；粉末如铝、金属氧化物、清洁剂、水泥、无水硅化钙；颗粒如锯末、羊毛、干塑料、植物颗粒、矿石颗粒等。

二、机械性气源性接触性皮炎

机械性气源性接触性皮炎（mechanical airbone contact dermatitis）是由纤维性物质如玻璃纤维、石棉、水泥及谷物颗粒等飘落到皮肤，颗粒本身有棱角引起皮肤损伤、瘙痒、搔抓、衣物机械性摩擦所致。常见发病部位包括暴露部位皮肤、衣领下、腰腹部腰带周围、袖口处皮肤以及阴部。这些部位粉尘容易存留。阴部还可由手-阴部接触引起。伴发毛囊炎比较常见。我国周华等人报告的石棉接触性皮炎有参考意义。

三、变应性气源性接触性皮炎

变应性气源性接触性皮炎（allergic airbone contact dermatitis）由挥发性化学物质飘落至皮肤引起。致病物质可以分为植物源性物质及非植物源性物质两大类。植物（如树木挥发油、香料）引起者非常常见。常见植物包括菊科植物（compositae family），如豚草（ragweed）、一枝黄花（鼠尾草 goldenrod）、向日葵（sunflower）等。非植物源性物质包括酸、碱、金属盐、水泥、有机溶剂、氨、塑料、橡胶、药物、金属、杀虫剂、动物饲料等。

皮损通常发生在皮肤尘粒易存留的部位，如面部外露区域尤其是眉弓、鼻唇沟及颏下光遮盖区域、衣领周围皮肤、颈部 V 字区域、前臂袖口以下、手或腿部。戴眼镜或口罩的患者在遮盖区没有皮损，有提示意义。急性者一般在春夏季植物生长期发作，慢性者则季节性不明显。可出现苔藓样变。严重病例可以扩展到衣物遮盖部位，如腋窝、腰腹部、腹股沟、会阴部及四肢屈侧。可以出现红皮病。应与光敏感性皮炎相鉴别。

四、速发型气源性接触性反应

速发型气源性接触性反应包括接触性荨麻疹或蛋白质接触性皮炎。

五、气源性光接触性皮炎

气源性物质飘落到皮肤再接受光照可以在光暴露区引发光接触性皮炎。

第3节 诊断、鉴别诊断与治疗

一、诊断

仔细询问病史、皮肤检查、回避试验，必要时斑贴试验是诊断的关键。一定要仔细询问接触史，细致观察皮损分布，勿轻率诊断为"过敏性皮炎"或"湿疹"。

二、鉴别诊断

须与其他原因引发的光敏感性皮炎相鉴别，气源性接触性皮炎可以同时发生在光暴露区及遮盖区，有鉴别意义。但是光气源性接触性皮炎与其他原因光敏感鉴别困难。

需要与头面颈部特应性皮炎相鉴别，仔细询问病史及体检是关键。

三、治疗

治疗同一般接触性皮炎。

推荐阅读 ［1］周华，田心，杨帆. 一起由石棉引起的接触性皮炎. 中华皮肤科杂志，1993，26（2）：111-112.

［2］Schloemer JA，Zirwas MJ，Burkhart CG. Airborne contact dermatitis：common causes in the USA. Int J Dermatol，2015，54（3）：271-274.

［3］Handa S，De D，Mahajan R. Airborne contact dermatitis-current perspectives in etiopathogenesis and management. Indian J Dermatol，2011，56（6）：700-706.

第 21 章
植物接触性皮炎

第 1 节　概念及分类

一、概念

接触植物的根、茎、叶、花、果、汁液所致的接触性皮炎称为植物接触性皮炎。由于人类生活水平逐渐提高，闲暇时间从事养花、种草以及外出旅游等极大增加了接触植物的机会。在我国及东南亚一些国家，植物还经常用来治病，而许多植物具有刺激性及致敏性，因此有必要充分了解植物接触性皮炎。

二、分类

除植物自身直接引发的接触性皮炎外，植物隐性接触如通过化妆品、外用药、中药隐性接触植物提取物也不可忽视。尤其社会上普遍认为植物是天然的，天然就是安全的形势下，认识植物接触性皮炎更为重要。

其临床表现可以是各型接触性皮炎。

第 2 节　发病机制及临床表现

一、植物刺激性接触性皮炎

植物可以通过其毛刺或锐利的叶片直接刺破皮肤造成皮炎，如仙人掌毛刺造成的接触性皮炎。人人都有这样的体验，接触桃毛后皮肤会发痒。

除毛刺或叶片直接机械作用外，植物的汁液也是刺激原，如我国有多例外用新鲜植物揉搓治疗关节痛或腰背痛而致皮炎的例子。某些食用植物如大蒜、辣椒等的刺激性是人所共识的。植物刺激性接触性皮炎皮损可以表现多样，但皮疹往往单一，有的以红丘疹为主，有的以红斑为主，有的以干燥脱屑为主，红斑水肿及大疱性损害也不少见。往往有痛感。

二、植物变应性接触性皮炎

植物变应性接触性皮炎可以表现为典型的湿疹样改变，如漆树皮炎。漆树植物包括芒果、野葛等，多有毒，含漆酚（urushiol），为高度变应原性油脂混合物。敏感者多在接触后 48 h 内发病，通常先在手指、指间、腕部、眼睑及其他接触部位明显瘙痒，继而出现红斑、水疱、大疱，皮损由于叶子或树枝划破或由手接触后划至身上而呈典型的线状，眼睑多肿胀。由于手-身体传播，皮炎可以发生在会阴部，引起红肿或包皮肿胀。

植物的颗粒及挥发性化学物质还可造成气源性接触性皮炎。皮损主要分布于头、面、颈及胸前 V 字区。患者可不直接接触植物，只在旁边经过即可发病。

芒果皮炎多在接触芒果或果皮、枝条或芒果汁液后数小时在接触部位如双手、前臂、口周出现皮炎，也可以在非接触部位如眼周、颈部发疹。严重者可以在 3 天内出现水疱、大疱。

某些植物还可仅在手指指甲周围皮肤引起皮炎。如厨师剥蒜后及掐花师常在拇指、示指及中指引起皲裂、脱屑样皮损，称为郁金香指。

三、植物速发型接触性反应

植物源性食材可以在厨师手部引起蛋白质接触性皮炎。某些植物如荨麻、芦荟等还可引起接触性荨麻疹。重症过敏反应也有报告。

四、植物光敏感

许多植物含有光毒性物质如补骨脂素，可以导致光毒性皮炎；植物光变应性接触性皮炎、气源性光接触性皮炎也不少见。

植物光毒性接触性皮炎又称为植物性光皮炎（phytophotodermatitis）。主要光毒性物质是呋喃香豆素类（furocoumarines）包括补骨脂素。临床表现为形状特殊的痛性红肿、斑块、水疱、大疱，遗留色素沉着。一般在接触光毒性物质后再接受光照，主要是 UVA 后数小时到数日内发生，可以持续数日，色素沉着可以持续数月。

五、系统性接触性皮炎

植物系统性接触性皮炎肯定不少见，这是由于许多植物可以食用，其中中草药作为药物更增加了食入植物的机会。

第3节　常见致病植物

常见引起接触性皮炎的植物有以下几类：

1. 葱属植物　如大蒜、洋葱；

2. 六出花属及百合目植物　如郁金香；

3. 石蒜科植物　如水仙花；

4. 漆树科、银杏科及山龙眼科植物　如芒果、腰果、漆树属植物及银杏等；

5. 菊科植物及地钱　如莴苣、蒲公英、甘菊花等；

6. 十字花科植物　如芥末、卷心菜、菜花等；

7. 大戟目植物　如仙人掌；

8. 地衣　如藻类、蕈类；

9. 报春花目植物　如报春花；

10. 毛茛目植物　如杨子毛茛；

11. 伞形科、芸香科、桑科植物　如芹菜、无花果、柑橘等；

12. 木材　如桦树、松树。

第 4 节　诊断、鉴别诊断与治疗

一、诊断

　　植物接触性皮炎的病史多较明确，且皮疹有特殊形态，诊断并不困难。重要是考虑到植物接触性皮炎的可能性，详细询问职业接触、日常生活、业余爱好等方面的接触可以帮助诊断。

　　做植物斑贴试验要谨慎，因为许多植物都是刺激原。最好先查阅文献，了解该植物的致敏情况及刺激性，参照前人的方法做试验。如果无文献参照，应从低浓度开始，做梯度试验。

二、鉴别诊断

　　鉴别诊断包括脂溢性皮炎、多形性日光疹等日光相关性皮炎等。

三、治疗

　　治疗同一般接触性皮炎。

推荐阅读　[1] Berghea EC，Craiu M，Ali S，et al. Contact Allergy Induced by Mango（*Mangifera indica*）：A Relevant Topic? Medicina（Kaunas），2021，57（11）：1240.

[2] Watchmaker L，Reeder M，Atwater AR. Plant Dermatitis：More Than Just Poison Ivy. Cutis，2021，108（3）：124-127.

[3] Esser PR，Mueller S，Martin SF. Plant Allergen-Induced Contact Dermatitis. Planta Med，2019，85（7）：528-534.

[4] 瞿保国，占明国. 仙人掌皮炎调查. 中华皮肤科杂志，1989，22（3）：174-175.

[5] 杨日东，张文玉，詹青松. 芦荟引起急性荨麻疹 1 例. 中华皮肤科杂志，1989，22（3）：210.

[6] Li Lin-Feng. A Clinical and patch test study of contct dermatitis from Chinese medicinal materials. Contact Dermatitis，1995，33（6）：392-395.

[7] Hjorth N，Wilkinson DS. Contact dermatitis. IV. Tulip fingers，hyacinth itch and lily rash. Br J Dermatol，1968，80（10）：696-698.

[8] Hannuksela M，Lahti A. Immediate reactions to fruits and vegetables. Contact Dermatitis，1977，3（2）：79-84.

第22章
衣物接触性皮炎

第1节　概念及分类

一、概念

衣物接触性皮炎是由接触衣、帽、鞋、袜等衣物用品引起的接触性皮炎。由于衣物与人体长时间密切接触，通过汗液浸渍、摩擦及变应原的综合作用造成的接触性皮炎并不少见，不应忽视。

二、分类

各型接触性皮炎均可以发生。除了织物本身外，还要注意沾染到衣帽鞋袜上面的其他部位及职业性接触物，如洗衣服没有漂洗干净遗留的洗衣粉成分等。

第2节　发病机制及分类

一、衣物刺激性接触性皮炎

衣物刺激性接触性皮炎可由衣物相对坚硬的部分机械摩擦刺激引起。如衣领标签常引起颈部皮炎；鞋引起踝周及足趾皮炎；衣袖引起肘部皮炎等。衣物过紧、汗液刺激、衣物中未冲洗掉的洗涤剂、衣物染料、柔软剂等也常引起衣物刺激性接触性皮炎。夏季某些人常在腰周、背部、臀部出现皮炎。

二、衣物变应性接触性皮炎

衣物变应性接触性皮炎可由衣物中的染料、润饰剂、柔软剂，松紧带、弹力衣物中的橡胶以及金属饰物中的镍等变应原引起。皮革中的铬及对苯二胺也是常见变应原。金属皮带扣及乳罩金属搭扣引起的接触性皮炎非常常见。

三、衣物光接触性皮炎

国外曾报道过2名患者在穿着比基尼泳衣后出现光毒性织物皮炎，随后出现色素沉着。从泳衣中提取染料后，通过二维薄层色谱法观察到15个组分，其中两种组分存在于分散蓝35中，这是一种已知会引起职业性光毒性皮炎的蒽醌染料，并发现这两种成分中的一种会在正常受试者中引起光毒性反应。

四、衣物速发型接触性反应

国外曾报道1例穿着丝绸衬衫导致的接触性荨麻疹。患者本身有特应性皮炎病史。通过临床表现及放射变应原吸附剂试验（radioallergosorbent test，RAST）测定变应原特异性IgE最终确诊。

五、衣物非湿疹样接触性反应

国外曾报告1例由衣物中的染料致银屑病样变应性接触性皮炎的报告。患者"银屑病"病史2年半，6次皮肤病理均诊断为银屑病。久治不愈。后经斑贴试验才得到确诊与根治。

第3节　皮损分布及临床表现

一、皮损分布

衣物所致的接触性皮炎多表现为湿疹皮炎样损害，但也可表现为其他类型损害。皮损部位及分布与接触部位一致。如帽子所致的皮炎多分布在额部；内裤所致的皮炎多分布于腰周、臀部及大腿部；橡胶松紧带所致接触性皮炎可以分布于腰周；裤子所致的接触性皮炎多分布于大腿伸侧及小腿；睡衣所致的接触性皮炎可以分布全身大部分。由于衣物穿脱及正常生活过程中可以与人体大部分皮肤接触，故由上衣或裹腿裤引起的接触性皮炎，也可以为全身性。

衣物所致的接触性皮炎，一般边界清楚，衣服接触不到的地方如腋窝顶部及乳房下无皮损是其特点。

鞋引起的足部皮炎也不少见，皮疹多发生于足趾的背侧或足背，表现为红斑、苔藓样变、脱屑等慢性损害者多见，也可表现为急性接触性皮炎。由于足部特殊环境，继发感染比较常见。皮损也可发生于足底部。与足癣或趾间擦烂等疾病的区别在于足趾间、足弓等与鞋子不接触的部位往往没有皮损。

二、临床表现

临床表现为急性、亚急性或慢性湿疹样损害或非湿疹样损害。

第4节　常见致病物质

纯棉、化纤及羊毛衣物、衣料本身无致敏性，丝织品也只是弱致敏原。衣物接触性过敏主要是其中的染料、润饰剂（如甲醛，可能使衣物防皱、防缩水及易洗涤）及橡胶（如松紧带）、杀虫剂或防火物质等所致。衣服上的金属饰物也可以在金属过敏者中引发接触性皮炎。衣物中残留的清洁剂（如洗衣粉）等也可造成皮肤反应。另外，羊毛衣物及化纤衣物可以通过摩擦刺激造成刺激性皮炎。鞋中的接触致敏原有皮革中的铬、染料、润饰剂、橡胶、粘鞋用的胶等。鞋的金属扣眼有时也可引发皮炎。衣物中沾染的物质如农药、洗衣粉等，也可造成类似的接触性皮炎。衣物中染料所致的接触性皮炎多为全身性，但以机体易出汗、摩擦部位为著，如颈部衣领部位、腋窝周围、阴部及耻骨上部、臀部、手腕、膝窝部及大腿部，非常容易误诊。

第 5 节　诊断、鉴别诊断与治疗

一、诊断

仔细询问病史、做皮肤检查和回避试验。必要时斑贴试验是诊断的关键。一定要仔细询问接触史，勿轻率诊断为"过敏性皮炎"或"湿疹"。

回避试验非常重要，如怀疑松紧带或弹力衣物造成的接触性皮炎，可以建议患者穿着宽松、纯棉、没有弹力的衣物，使用棉布腰带，待皮损消退后可以再次尝试弹力衣物，即激发试验。

对于衣服、袜子等衣物，可以从原物上剪下一小块，水浸 15 min 后直接用原物做斑贴试验。也可从市场上购得衣物中的染料、润饰剂等常见变应原的标准品进行斑贴试验。由于衣物接触性皮炎是长期接触、汗液浸泡、洗衣粉等清洁剂混合作用以及摩擦等综合因素的结果，故斑贴试验不可能完全模拟实用情况，阴性结果不能轻易否定诊断。如怀疑鞋导致接触性皮炎，可以从鞋上薄薄地剪下一块，约 1 cm^2 大小，浸湿后做斑贴试验，但不要使用鞋中刮下的碎屑。

二、鉴别诊断

鉴别诊断包括足癣、趾间擦烂、神经性皮炎、掌跖角化性湿疹、未分类湿疹、体癣等。如果足部接触性皮炎继发真菌感染，则与原发足癣难以鉴别。必要时须做真菌检查。

三、治疗

治疗包括去除病因，换用无反应的衣物。在致病原未确定的情况下可穿无颜色、纯棉的衣物，纯棉布鞋等。天然织物如纯棉、麻、丝、毛织品比较安全。在穿用之前最好先洗几遍以去除可洗掉的过敏原。其他对症治疗同接触性皮炎。

推荐阅读　［1］Lisi P，Stingeni L，Cristaudo A，et al. Clinical and epidemiological features of textile contact dermatitis：an Italian multicentre study. Contact Dermatitis，2014，70（6）：344-350.

［2］Hjorth N，Möller H. Phototoxic textile dermatitis（"bikini dermatitis"）. Arch Dermatol，1976，112（10）：1445-1447.

［3］Vandevenne A，Morren MA，Goossens A. Immunological contact urticaria caused by a silk shirt in an atopic patient. Contact Dermatitis，2015，72（4）：240-241.

第 23 章
药物接触性皮炎

一、概念

药物接触性皮炎指药物所致的接触性皮炎。除皮肤科外用药物外，还见于眼科滴眼剂、耳科滴耳剂、外科外用痔疮药、麻醉药、止痛药等。如果患者原本无皮肤病变，那么其他原因（如治疗关节痛而使用某种外用药物）用药后发生的接触性皮炎往往比较容易诊断。但也有一些接触性皮炎发生在原有皮肤病的基础上，比如足癣患者在治疗足癣过程中发生的接触性皮炎，此时临床上较难判断是继发皮炎还是原发病加重，给进一步治疗造成了困难。因此，充分认识外用药接触性皮炎的临床表现及诊断方法，对治疗皮肤病很有意义。

二、分类

各型接触性皮炎均可以发生。

第 2 节　发病机制及临床表现

一、药物刺激性接触性皮炎

药物刺激性接触性皮炎多为急性，往往在初次用药后很快发生，皮疹表现多样，急性者多有明显的红斑、水肿、水疱、大疱，与变应性接触性皮炎不易鉴别。易继发感染而出现脓疱。如外用某些新鲜中草药所致的皮炎。有人为治疗关节痛而使用新鲜草药龙舌兰局部外擦，结果在使用后第二天就发生了明显的红肿水疱。也有的刺激性皮炎表现为红斑、干燥、脱屑，如外用维甲酸所致的面部皮炎。

外用药刺激性接触性皮炎多数在初次用药后很快发生，无致敏期，大多数使用者均可发生反应，痛感或烧灼感明显，停药后很快恢复。但有的刺激性接触性皮炎是慢性累积的结果，较难鉴别，如外用低浓度水杨酸所致的皮炎。常见易引起刺激性接触性皮炎的药物见表23-1。

表23-1　常见易引起刺激性皮炎的外用药

类别	常见物质
清洗消毒剂	酒精、氯仿、碘酊、高锰酸钾
角质剥脱剂	水杨酸、维甲酸、雷锁新、焦性没食子酸、硫磺
氧化剂	过氧化苯甲酰、斑蝥素、高锰酸钾
中药	某些中草药新鲜汁液
其他	硬膏剂、焦油、蒽林、白降汞、辣椒酊、非甾体类抗炎药、氮芥、钙调磷酸酶抑制剂

二、药物变应性接触性皮炎

在皮肤科报告最多，其临床表现依发病情况不同而不同。可表现为原有正常皮肤上出现湿疹皮炎皮损，如使用正红花油治疗关节扭伤所致的接触性皮炎；也可以表现为原有的皮炎加重，如用赛庚啶霜治疗面部皮炎所出现的急性接触性皮炎；还可以在原有其他皮肤病的基础上出现新的皮炎，如用抗真菌药物治疗足癣所致的皮炎。糖皮质激素所致的接触性皮炎比较特别，因其本身有抗炎作用，所引起的接触性皮炎在临床上多表现为治疗无反应。已报告可以引起变应性接触性皮炎的药物很多，如局麻药苯唑卡因、抗菌药新霉素、杆菌肽、青霉素、外用抗组胺药、外用抗真菌药及外用皮质类固醇激素、外用非甾体抗炎药等。

三、药物光接触性皮炎

某些外用药有光毒性，如补骨脂素，可以引起光毒性接触性皮炎。其他药物也可以引起光接触性皮炎。如一男性患者，为消除色斑而外用维生素E胶囊液，每日2次。患者常暴露于日光下，6天后局部出现接触性皮炎，维生素E胶囊应用试验阳性。

四、药物速发型接触性反应

外用药所致的接触性荨麻疹或过敏性休克样反应均有报告，如史士合报告有人用4%硼酸酒精滴耳治疗中耳炎，在10 min后，发生了全身风团。李西有等报告2例男性患者，外用蓖麻子捣烂搓胸背部治疗风湿，结果发生了过敏性休克，其中1例死亡。

五、外用药系统性接触性皮炎

外用药系统性接触性皮炎报告较多。变应原可以通过口服、静脉注射等途径进入人体，在该药物接触性致敏个体引发全身性反应。比如中药没药接触过敏者，在口服含没药中药后发生了发疹型药疹。外用药也可由局部用药全身吸收引起系统性接触性皮炎，如我们曾遇到2例外擦中药"半月清"治疗腋臭的病例，在用药1周左右，腋部出现了红斑，停药皮疹消退后继续使用，结果出现了泛发性湿疹（内部资料）。

六、药物非湿疹样接触性反应

由外用药引起的非湿疹样接触性反应也有报告。如，外用氯霉素眼药水也有引起重症多形性红斑型药疹的报告。

第3节　常见致病药物

一、抗生素类

新霉素、氯霉素是早已公认的接触致敏原，已被多数国家列为标准抗原之一。此外，林可霉素、杆菌肽、利福霉素也有报告。红霉素曾被认为不容易致敏，但近年接触性皮炎报告也较多。

二、抗组胺药

抗组胺药是公认的变应原及光变应原。尤其是源于乙二胺结构的抗组胺药，如安塔唑啉（antazoline）、美吡拉敏（pyrilamine）等及酚噻嗪类药物（如异丙嗪），国内外均有报告。由于本类药物的强致敏性，国外医学界已建议禁止外用。

三、局部麻醉药

苯唑卡因是标准变应原之一，多来自于治疗痔疮、烧伤的外用药或眼药水。目前用药时仍不能忽视。

四、抗真菌药

抗真菌药主要是唑类抗真菌药，国内外报告均较多。我们初步研究唑类药物斑贴试验阳性率达 4.3%，说明临床上不可忽视。

五、糖皮质激素

近年多有报告，糖皮质激素是新发现的变应原。有的学者已把其列为标准变应原之一。报告的患病率在 0.2%～5%，除变应性接触性皮炎外，速发型接触性反应及系统性接触性反应均有报告。

六、非甾体抗炎药

外用非甾体抗炎药常用来治疗关节痛、肌肉痛等，接触性皮炎报告逐渐增多。

七、中草药

中草药在我国已有几千年的应用历史，也备受现代人青睐。除我国和东南亚国家使用较多外，中草药也逐步走向世界。中草药接触性皮炎近年报告较多。我们对 14 例中草药接触性皮炎患者的初步研究表明，外用活血消炎止痛中药是常见的致病原，如正红花油、麝香虎骨膏等。而中药接触性皮炎患者多对香料斑贴试验呈阳性反应，提示芳香类中药可能是致敏原。国外研究也发现乳香、没药、松香引起接触性皮炎较多。

八、胶布

传统医用胶布多含有松香，而松香是常见的致敏原。除包扎伤口外，各科常用的一些膏药如麝香虎骨膏、伤湿止痛膏、创可贴等也常发生过敏。另外由于传统胶布不透气，贴敷时间过长，造成刺激性皮炎也较多。现代脱敏胶布可规避上述缺点。

第 4 节 诊断与治疗

一、诊断

药物接触性皮炎的诊断包括详细的病史采集及临床检查。详细询问病史往往可以大致确定可疑致病药物，但若要最后明确致病药物，则须做特殊检查。比如一位青年女性面部瘙痒，在 1 天内，自用及医生指示用氧化锌油、氢化可的松霜、曲安西龙（去炎松）尿素软膏、盐酸赛庚啶霜、1，2，3 糊、哈西奈德（氯氟舒松）霜等 6 种药物，发生了典型变应性接触性皮炎，6 种药物均属可疑药物，到底是哪一种则须进一步做检查。

药物接触性皮炎最常用的诊断手段是斑贴实验。一般先用原药做斑贴实验，如果为阳性，还须根据其成分逐一测试每一组分。如外用霜剂由基质及药物两部分组成，到底是对基质反应还是对药物反应，则须逐一进行斑贴试验。我国目前有许多商品药还未完全标出成分，给这部分工作造成了很大困难。对原药做斑贴试验的缺点是容易致假阴性，这是因为在原药斑贴试验时，斑贴试验的条件毕竟与实际应用时不同，药物中致敏物质的浓度可能达不到斑贴试验所需浓度，而致假阴性。如新霉素，在软膏中浓度为 $0.1\% \sim 0.5\%$，而斑贴试验浓度为 20%。所以假阴性者，不能轻易下结论，最好根据标准斑贴试验浓度，逐一测试该药物的组成成分。

二、治疗

去除病因，对症治疗同接触性皮炎。药物接触性皮炎尤其是变应性接触性皮炎危害极大，因其内用可以造成系统性接触性皮炎，严重者甚至危及生命，而交叉过敏又使患者以后选择用药发生困难。因此，对于内用机会多的药物，如抗组胺药、抗生素等，尽量不外用。对已发生过敏的患者，要详细检查致病原，并告知可能的交叉致敏原。另外全社会的配合也很重要，要尽快健全法制，争取早日立法要求外用药（包括药用化妆品）生产厂家在产品上标明成分，以尽早查明致病原，这有利于产品的改进和人民健康。

推荐阅读 [1] Choi C，Vafaei-Nodeh S，Phillips J，et al. Approach to allergic contact dermatitis caused by topical medicaments. Can Fam Physician，2021，67（6）：414-419.

[2] Nguyen HL，Yiannias JA. Contact dermatitis to medications and skin products. Clin Rev Allergy Immunol，2019，56（1）：41-59.

[3] Li LF. A clinical and patch test study of contact dermatitis from traditional Chinese medicinal materials. Contact Dermatitis，1995，33（6）：392-395.

[4] 李林峰，王晶，逯连，等. 盐酸赛庚啶及皮质类固醇激素接触过敏一例. 中华医学杂志，1994，74（5）：302.

[5] 李林峰，王宝华，孙祥银，等. 几种咪唑类外用抗真菌药接触性皮炎的初步研究. 北京医科大学学报，1994，26（4）：284-285.

[6] 李林峰，孙祥银. 外用皮质类固醇激素皮肤病患者的斑贴试验研究. 中华皮肤科杂志，1994，27（5）：276-277.

[7] 苑贵毕. 维生素 E 致光变应性接触性皮炎 1 例报告. 临床皮肤科杂志，1988，17（1）：50.

［8］史士合.4%硼酸酒精滴耳引起荨麻疹 1 例.临床皮肤科杂志，1991，20（3）：198.

［9］李西有，冷光信，谢华.蓖麻子外用引起过敏性休克 2 例.中华皮肤科杂志，1991，24（3）：193.

［10］李林峰，周劲松，李世荫，等.斑贴试验确诊中药没药过敏 1 例.中华皮肤科杂志，1994，27（1）：57-58.

［11］王效平，李涛.氯霉素眼药水引起重症多型红斑型药疹 1 例.临床皮肤科杂志，1992，21（4）：215.

第 24 章
化妆品接触性皮炎

第 1 节　概念及分类

一、概念

化妆品接触性皮炎指由直接或间接接触化妆品所致的接触性皮炎。

化妆品是指以涂擦、喷洒或者其他类似方法，施用于皮肤、毛发、指甲、口唇等人体表面，以清洁、保护、美化、修饰为目的的日用化学工业产品。化妆品包括清洁剂，如洗面奶、香皂、香波、牙膏、浴液等；调色剂，如眼影、口红、指甲油、染发剂、胭脂等；定型剂，如头发定型液；芳香剂，如香水、除臭剂等；防晒剂，如防晒霜、防晒油等；营养保护剂，如润肤霜、营养霜等；以及特殊化妆品，如除汗剂、祛斑霜等。

二、分类

化妆品分为特殊化妆品和普通化妆品。用于染发、烫发、祛斑美白、防晒、防脱发的化妆品以及宣称新功效的化妆品为特殊化妆品。特殊化妆品以外的化妆品为普通化妆品。

第 2 节　发病机制及临床表现

一、化妆品刺激性接触性皮炎

相当常见，其特点是症状及皮疹局限在使用化妆品的部位，初期可能只是感到紧绷感，之后表现为疼痛或烧灼感，痒感相对轻。皮疹一般为干燥性红斑、细屑或表皮皱缩，但也可发生水疱、渗液。因为不需致敏，所以往往在初次使用化妆品后即可发生，这种情况多见于劣质化妆品。合格的化妆品往往刺激性很低。化妆品刺激性接触性皮炎多是由消费者不恰当应用所致，比如使用次数过多，每次使用时间过长等。另一个原因是选择的化妆品与自己的肤质不合适，长期应用后发生刺激性接触性皮炎。

二、化妆品变应性接触性皮炎

化妆品变应性接触性皮炎仅发生于对化妆品中某一个成分过敏的患者。由于需要致敏后才发生反应，因此，临床上许多患者在出现反应以前往往有相当长一段时间（短到几天甚至长到几年）使用该化妆品都无反应，这是许多患者考虑不到该化妆品会过敏的主要原因。比如染发过敏，往往是经过一段时间染发无反应以后发生。临床表现为典型的变应性接触性皮炎，出现红斑、丘疹、水疱、渗液及结痂，伴瘙痒。一般发生在接触部位，但染发皮炎可出现头面部肿胀及周身不适等症状。

三、化妆品光接触性皮炎

光敏感也不少见。如香水皮炎系由于某些香水中含有植物成分甲氧补骨脂素，这是一种光毒性物质，接触皮肤后再经紫外线照射，可引发皮肤红斑及水疱、大疱。还有许多物质是光变应原。近年因防晒剂的广泛应用，防晒剂本身的光敏感反应也逐渐增多，给诊断增加了难度。

四、化妆品速发型接触性反应

化妆品速发型接触性反应指在使用某些化妆品后数分钟至数小时出现的皮肤反应，包括局部瘙痒或刺痛、烧灼感、皮肤发红或风团。一般在 24 h 内消退。接触性荨麻疹综合征指除局部反应外，还可出现憋气、咳嗽、哮喘、血压下降等全身表现。报告引起本反应的化妆品包括染发剂、漂白剂、防腐剂、香精、防晒剂、发胶、植物提取物、动物成分、永久性彩妆、丰唇霜以及酒精等。

五、化妆品系统性接触性皮炎

报告较少，理论上可以发生，需要进一步关注。

六、化妆品非湿疹样接触性反应

由化妆品引起的非湿疹样接触性反应也有报告。可以分为以下几类：

（一）色素性化妆品皮炎

色素性化妆品皮炎系因使用化妆品不当所致的色素沉着。70 年代日本学者研究发现，有大量日本妇女使用化妆品后，在面部发生网状或弥漫性棕灰色色素沉着斑。经过组织病理及详细斑贴试验研究，证明了该色素斑是由化妆品中某些成分过敏引起的，故命名为色素性化妆品皮炎（pigmented cosmetic dermatitis）。组织病理改变为基底细胞液化变性，色素失禁以及真皮浅层稀疏或密集淋巴细胞浸润。斑贴试验为迟发性反应，应判读至斑贴试验后 1 个月左右，以观察迟发性色素沉着。胭脂、口红及粉底中的染料及防腐剂可能是变应原（1999，国际接触性皮炎学习班交流，Matsunaga Kayoko）。我在门诊也见过一名女大学生在面部出现弥漫性边界清楚的色素沉着，经换用洗面奶后痊愈。

（二）化妆品引起的色素脱失

色素脱失也有报告。如我国有报告 1 例用增白化妆品引起的面部白斑，颇似白癜风，再次应用该化妆品又引起色素脱失，证明了白斑是由于化妆品引起的。外用祛斑霜也有引起类似反应的报告。

（三）化妆品毛发改变

我们曾遇到 1 例用洗发剂引发斑秃样脱发的病例。除脱发外，某些化妆品还可引起发质改变，如毛发色黄、质松脆、分叉等。发病机制不明，可能与刺激有关。

（四）化妆品痤疮

化妆品痤疮系由于某些化妆品中的微粒成分机械堵塞皮脂腺口或油脂成分堵塞毛囊口，刺激毛囊口上皮细胞增生所致，多见于接触部位。如由发膏剂引起的痤疮主要见于额部，由于面部化妆品引起的痤疮可见于整个面部。

（五）化妆品甲改变

化妆品甲改变系由甲用化妆品如指甲油、甲清洁剂等引起的甲变形、甲脆裂及甲沟炎等改变。

七、主观刺激性反应

主观刺激性反应即化妆品不耐受。患者在使用化妆品后出现疼痛、瘙痒等症状，但检查皮肤无异常，多见于皮肤白嫩的女性。

第 3 节　常见变应原

一、香精

香料是许多化妆品中的成分，在化妆品皮炎患者中香料斑贴试验的阳性率较高，是不可忽视的变应原。

二、对苯二胺

对苯二胺是染发剂和彩妆过敏的主要过敏原。染发皮炎患者对苯二胺的斑贴试验阳性率几乎 100%。

三、防腐剂

化妆品中常见防腐剂如异丙基噻唑啉酮（isothiazolinone）、甲醛（formaldehyde）、甲醛释放剂（formaldehyde donors）、对苯类（parabens）等。

四、乳化剂

乳化剂如羊毛脂及其衍生物等。

五、其他

如防晒剂、抗氧化剂、抗菌剂等功效组分以及动物、植物来源成分也易引发化妆品接触性皮炎。

六、交叉变应原

要注意交叉变应原。比如对香料过敏者要注意避免接触含相同或交叉变应原的植物提取物。目前很多化妆品中添加天然植物已经成为时尚，不可不慎。

第4节　诊断与治疗

一、诊断

化妆品接触性皮炎的诊断包括详细的病史采集及临床检查。面部皮炎首先要考虑化妆品接触性皮炎。洗发香波、润发乳、洗面奶、香皂、卸妆用品均可以引发面部皮炎。而眼睑皮肤薄嫩，更容易发病。睫毛膏、睫毛夹、化妆棉也容易引发眼睑皮炎。而指甲油和丙烯酸美甲因可以从手部接触到眼睑而变成了眼睑接触性皮炎的常见病因。

面颊侧面（以及颈部）的皮炎要考虑香波及护发素从头皮上流下所致。

整个面中部的皮炎则与洗面奶、香皂、面霜、除皱霜有关。此时侧面往往没有皮损，而有一个边界。让患者演示洗脸或涂面霜可以确定接触物接触区域。

面部广泛皮炎，包括耳后、颏下，颈前 V 字区则应考虑气源性接触性皮炎。香精、防腐剂尤其是甲醛及甲醛释放剂均可以引起气源性接触性皮炎。

二、诊断原则

化妆品接触性皮炎的诊断依据以下原则：

1. 有化妆品接触史（不一定自己使用）；

2. 发病部位与化妆品接触部位相对一致，也可扩至周围及远隔部位；

3. 发病时间与刺激性或变应性接触性皮炎的发病时间一致；

4. 皮损表现多为湿疹皮炎样，也可以是其他类型表现；

5. 排除其他原因引起的皮炎；

6. 停用可疑化妆品后皮炎消退或好转。

符合上述标准，即可诊断为可疑化妆品皮炎。如果再加上①应用试验阳性，②可疑化妆品斑贴试验阳性，③反复开放应用试验阳性，以上任意 1 条即可确诊化妆品皮炎。相反，患者如果能够继续使用可疑有反应的化妆品，则排除化妆品皮炎诊断。

三、治疗

去除病因，对症治疗同接触性皮炎。

推荐阅读　［1］Zirwas MJ. Contact Dermatitis to Cosmetics. Clin Rev Allergy Immunol, 2019, 56（1）: 119-128.

［2］Verhulst L，Goossens A. Cosmetic components causing contact urticaria: a review and update. Contact Dermatitis，2016，75（6）: 333-344.

第 25 章
职业性接触性皮炎

第 1 节　概念及分类

一、概念

职业性接触性皮炎（occupational contact dermatitis，OCD）是指在工作环境中直接或间接接触职业性刺激原和（或）过敏原引起的急、慢性皮肤炎症性改变。

各个国家或地区职业病的诊断都有相应的法规和标准，临床诊断必须由有职业病诊断资质的医疗机构及医师进行。

二、分类

各型接触性皮炎均可以发生。

三、湿性工作

湿性工作指工作中接触水、洗涤剂或需要洗手次数多的职业，如医疗工作者、兽医、保洁人员、厨师、修理工等。

第 2 节　发病机制及临床表现

一、职业性刺激性接触性皮炎

急性者往往在初次接触后很快发生，皮疹表现多样。湿性工作者多有明显的红斑、水肿、水疱、大疱，与变应性接触性皮炎不易鉴别。易继发感染而出现脓疱。也有的表现为红斑、干燥、脱屑。慢性者可表现为角化、肥厚、皲裂。皮疹局限于接触部位，伴疼痛或烧灼感，也可以瘙痒。因为不需要致敏，所以在初次接触刺激原即可以发生反应。自接触刺激原至发病所需时间和反应程度与刺激原的性质、浓度、接触方式、接触时间、温度等有密切关系。在同样条件下，大多数接触者均发病。常见发病部位为手部，由矿石粉尘或纤维飘尘引起刺激性皮炎，也可以发生于面部、腋部及腰腹部等粉尘容易存留的部位，呈气源性接触性皮炎模式。可疑接触物斑贴试验阴性。

以下几种表现也属于职业性刺激性接触性皮炎：

1. 职业性角化过度、皲裂（occupational hyperkeratosis and fissure）；

2. 职业性浸渍、糜烂（occupational maceration and erosion）；

3. 职业性皮肤溃疡（occupational ulcer）　特指生产劳动中接触铬、可溶性铍盐、砷等化合物引起的形态较特异的皮肤溃疡，典型者呈"鸟眼性溃疡"。病程缓慢，多见于铬、铍冶炼及其化合物的生产及使用（如鞣革、镀铬等行业）。发病前皮肤常有损伤史，如皮炎、虫咬、外伤等；溃疡多发于手、前臂及小腿等接触部位。皮损起初多为局限性水肿性红斑或丘疹，随后中心演变为浅灰色或灰褐色坏死，数天内破溃，绕以红晕；典型溃疡呈圆形，直径 2～5 mm，表面常有少量分泌物，或覆以灰黑色痂，周边为宽 2～4 mm 质地坚实的暗红色堤岸状隆起，使整个皮损形状似鸟眼；恢复过程中炎症逐渐消退，溃疡变浅、缩小、愈合，最后堤岸状隆起逐渐变平，遗留轻度萎缩性瘢痕。如继续接触，溃疡难以愈合，病程可长达数月乃至数年。痛感不明显，轻度压痛。

二、职业性变应性接触性皮炎

职业性变应性接触性皮炎系迟发型超敏反应机制所引起的接触性皮炎。变应原需要致敏机体才会发生反应，因此，初次接触变应原不发病。一般从首次接触变应原到致敏机体至少需要 3 天以上。是否致敏与变应原的免疫原性、接触频度及接触者个体素质有关。同样条件下，仅少数人被致敏；一旦致敏，则再次接触少量该变应原即可引起变态反应，通常在接触后 24 h 发病。自觉瘙痒，皮损呈湿疹样，大疱少见。除接触部位外，皮损也可以扩展至接触部位周围皮肤及远隔部位皮肤，甚至全身。用相应变应原作斑贴试验呈阳性反应。主要在职业暴露部位，如手及前臂引起急慢性皮炎。环氧树脂、香精、甲醛及甲醛树脂、药物、植物等也可以引起气源性接触性皮炎，在面颈部、腋部甚至腰部出现皮损。

三、职业性光接触性皮炎

职业性光接触性皮炎是指在劳动过程中，接触光敏性物质并受到日光照射而引起的皮肤炎症反应。可以分两类：

（一）职业性光毒性皮炎

职业性光毒性皮炎较常见，皮疹局限于接触光敏物并受到日光照射的部位，呈局限性片状红斑，有烧灼感或疼痛，严重时可以出现水肿和水疱或伴有结膜炎及全身症状，如头痛、头昏、乏力、口渴、恶心等。因为不需要致敏，所以在初次接触后即可发病。发病前需有足够剂量的光敏性物质接触史，并受到一定强度和时间的日光照射。自接触至发病所需时间和反应程度与光敏性物质的性质、浓度、接触方式、光照时间等有密切关系。在同样条件下，大多数接触者发病。脱离接触光敏性物质或避免日光照射后，皮炎可以较快消退，遗留色素沉着。光斑贴试验阴性或呈晒斑样反应。

（二）职业性光变应性皮炎

职业性光变应性皮炎少见，为再次接触光敏性物质并接受日光照射的部位发生的湿疹样皮损，多表现为水肿性红斑、丘疹或水疱，皮损边缘不清楚，可以向周围扩展至非接触部位，伴瘙痒。因为需要致敏，初次接触职业性光敏性物质并日晒后至少 3 天以上才会发生反应。同样工作条件下仅少数人发病，致敏后再次接触该光敏性物质并光照一般 24 h 内发病。皮损在脱离接触及日照后约 2 周消退，不遗留色素沉着。常见的职业性变应原有煤焦油、沥青、吖啶、蒽、菲、补骨脂素、卤代柳酰苯胺、醌类化合物、氯丙嗪、磺胺类、嗪类化合物等。光斑贴试验阳性。

四、职业性接触性荨麻疹

职业性接触性荨麻疹涉及的职业范围较广，已经报告的职业包括：医学相关行业人员如医生、护理人员、医学科学实验工作者及药剂师；餐饮工作人员如厨师、饭店服务生、食品加工工人；美容美发从业人员；足疗师；多种行业工人如航空航天维修工人、混凝土工、地板整理工、钳工、金属工程师、橡胶生产工、织物和鞋生产工、木工、化工机械操作工、印刷工等；以及出纳员、农民、兽医、园艺师等。致病接触物包括天然橡胶、食品、动植物、药物、金属和其他化合物等几类。

临床通常表现为皮肤或黏膜接触风险物质后先出现瘙痒，随之出现红斑或风团，常在接触后 30 min 内出现，数十分钟到数小时即可消退，一般不超过 24 h，不留痕迹，可仅发生于接触部位，也可泛发全身。常累及双手、面部及其他经常暴露或接触部位。此病也可累及呼吸道、消化道及心血管系统，表现为头痛、关节痛、呼吸困难、嘶哑、恶心、呕吐、腹痛、腹泻，严重者可出现喉头水肿、窒息及过敏性休克等症状。另外乳胶蛋白过敏者还可出现鼻炎、结膜炎等症状。皮肤荨麻疹加上系统症状中的任何一种或几种即为接触性荨麻疹综合征。非免疫性机制引起的接触性荨麻疹较少引起接触性荨麻疹综合征。

五、职业性非湿疹性接触性反应

职业性非湿疹性接触性反应主要是职业性皮肤色素变化，包括职业性黑变病及职业性白斑：

（一）职业性黑变病（occupational melanosis）

职业性黑变病是指职业过程中长期接触煤焦油及矿物油、橡胶成品及其添加剂、某些颜（染）料及其中间体等引起的慢性皮肤色素沉着。多见于中年人，女性多见。慢性病程，以暴露部位为主，出现皮肤色素沉着，严重时泛发全身，可伴瘙痒及轻度乏力等症。色素沉着发生前或初期，皮肤常有不同程度的红斑和瘙痒，待色素沉着较明显时，这些症状即减轻或消失。皮损形态多呈网状或斑（点）状，有的可融合成弥漫性斑片，界限不清楚；有的呈现以毛孔为中心的小片状色素沉着斑；少数可见毛细血管扩张和表皮轻度萎缩；颜色呈深浅不一的灰黑色、褐黑色、紫黑色等，在色素沉着部位表面往往有污秽的外观。可伴有轻度乏力、头昏、食欲缺乏等全身症状。

（二）职业性白斑（occupational leukoderma）

职业性白斑是指职业过程中长期接触苯酚或烷基酚类化合物引起的皮肤色素脱失。皮损发生于直接接触部位，也可累及其他部位，无自觉症状；皮损与非职业性白癜风无法区别。

六、职业性系统性接触性反应

职业性药疹样皮炎（occupational medicamentose like dermaatitis）可能存在接触物被系统吸收导致全身反应的问题，但缺乏研究。本病指由接触三氯乙烯、硫酸二甲酯、丙烯腈、甲胺磷或乐果等化学物引起的重症多形红斑、大疱性表皮坏死松解症或剥脱性皮炎等类型皮损，常累及黏膜，伴有发热，严重时发生肝、肾或其他脏器损害，类似于某些药物进入人体后引起的药物性皮炎。

第3节　诊断与治疗

一、诊断

必须有明确的职业接触史，发病部位始于接触部位，临床表现符合已知临床类型，必要时可结合斑贴试验等其他检查，排除非职业性因素引起的皮肤疾病方可诊断。

职业性皮肤病与非职业性皮肤病的鉴别要点是：职业性皮肤病的皮损初发部位常与职业接触部位一致。由于其临床表现与非职业性皮肤病十分相似，多数不具特异性，因此，职业史对诊断具有决定性意义。对怀疑为职业性皮肤病而诊断依据又不足者，一般可以暂时脱离接触，动态观察，反复两次以上脱离接触后病愈或明显好转、恢复接触即再次复发或明显加剧者，多提示为职业性皮肤病。

二、治疗

脱离可疑接触物，对症治疗同其他接触性皮炎。

推荐阅读　［1］Hollins LC，Flamm A. Occupational Contact Dermatitis：Evaluation and Management Considerations. Dermatol Clin，2020，38（3）：329-338.
［2］中华人民共和国卫生部. GBZ20-2019. 职业性接触性皮炎诊断标准［S］. 北京：人民卫生出版社，2019.

第26章
接触性皮炎的易患因素

第1节　变应性接触性皮炎的易患因素

一、遗传

实验动物研究已经表明，接触性致敏由遗传控制。流行病学提示有些人似乎更易致敏，但遗传到底在接触性致敏中起什么作用，接触致敏者具有哪些遗传学特征，目前还不清楚。

二、性别

女性的血液中 IgM 及 IgG 水平高于男性，细胞介导的免疫反应也高于男性。动物及人的研究均显示女性更易发生自身免疫性疾病。接触性皮炎由于接触物不同，性别的影响难以获得可信的结果。如女性香料过敏多于男性，可能与女性接触香水及化妆品多有关。性激素对接触性皮炎的影响还不清楚。

三、年龄

对 DNCB 致敏力的研究发现其致敏力不随年龄增加而改变，临床上儿童接触性皮炎并不少见，且随年龄增加其斑贴试验阳性率增加。但老年人并未发现致敏率高于其他年龄人群。不同年龄人群对某些致敏物致敏率的差别可能由接触机会不同所致。

四、种族

对 DNCB 致敏力的实验研究显示，黑种人较白种人更不易致敏。临床上，不同民族致敏情况尚缺乏系统的研究。

五、局部因素

皮肤损伤部位更容易致敏，在皮肤糜烂、溃疡、创伤及皮炎等情况下，皮肤屏障功能破坏，对接触致敏原的敏感性增加。如对外用药致敏者，多发生在盘状湿疹或特应性皮炎患者。Edman 研究了剃须方式对男性香料过敏的影响，发现使用刀片剃须者由于刀片对皮肤造成微损伤，导致香料过敏明显高于使用电动剃须刀者。另外，封包促进透皮吸收也可使致敏机会增加。这些因素可能导致皮肤刺激，促进了变态反应发生。解剖部位不同，皮肤的致敏力也存在差别。

六、并存疾病

研究发现急性或消耗性疾病（如肿瘤），接触致敏的发生率降低。特应性皮炎患者对某些变应原如金属镍还有护肤品相关变应原的致敏率增加。

七、医药

每日口服泼尼松超过 15 mg 或外用糖皮质激素可以抑制变应性接触性皮炎。但有些患者并不能完全抑制，也可发生反应。免疫抑制剂可以治疗慢性变应性接触性皮炎，但是否影响斑贴试验尚乏研究。UVB 和 PUVA 可以暂时降低人的接触致敏力。

八、季节

冬季皮肤干燥，皮肤可能出现微损伤，导致皮肤屏障功能障碍，更易发生接触性致敏。

第2节　刺激性接触性皮炎的易患因素

一、遗传

针对某些刺激原的研究表明，单卵双生子更易共患刺激性皮炎，说明遗传因素在刺激性皮炎中起一定作用，但具体作用方式还不清楚。

二、种族

黑种人刺激性皮炎的发生率较白种人低，但也不能排除因肤色不同而检查不客观的影响。

三、性别

女性更易发刺激性接触性皮炎，尤其是手部皮炎，但缺乏实验证据，可能与女性接触刺激机会多有关。女性的皮肤在月经前更敏感。Agner 等人研究发现，在月经第一天，皮肤对刺激原的敏感性明显高于第 14 天，其机制不明。总体来说，女性与男性皮肤对刺激原的敏感性大致相同，但女性接触更多的刺激原。

四、年龄

婴幼儿由于皮肤结构及功能不成熟，易发刺激性皮炎。许多在成年人不发生反应的刺激，在婴幼儿可发生皮肤炎症。低于 8 岁的儿童易患刺激性接触性皮炎。8 岁以后，刺激性接触性皮炎的发生率降低。老年人对刺激性接触性皮炎的反应较年轻人慢，但刺激性接触性皮炎也常见。皮肤对刺激物的易感性可以使用透皮水分丧失量（transepidermal water loss，TEWL）来测量。TEWL 越高，皮肤越容易发刺激性接触性皮炎。研究发现，人类 TEWL 以婴幼儿为最高，然后迅速下降，在成年阶段基本稳定，在老年阶段进一步降低。

五、局部因素

皮肤的通透性对刺激性接触性皮炎影响较大，依解剖部位不同而不同，一般皮肤薄的区域通透性大，皮肤刺激也越强，但也不尽然。皮肤对氢化可的松的通透性依次为：阴囊＞下颏部＞前额＞腋部＞头皮＞背部＞手掌＞踝＞足弓＞前臂背侧＞前臂屈侧。使用 TEWL 研究皮肤对刺激原的易感性，发现手掌、前额及踝部较高，而背部及前臂较低。在身体邻近部位，TEWL 也会不同。如前臂，由腕到肘部 TEWL 明显降低，与皮肤的厚度成反比。

六、皮肤病

皮肤干燥的患者，如鱼鳞病及特应性皮炎患者易发刺激性皮炎。经常接触洗涤剂或其他化学物质的工人中，特应性皮炎个体更易患手部皮炎。Lammintausta 等人研究发现，有皮炎史的患者比对照组人群 TEWL 高。

七、合并其他疾病

全身消耗性疾病（如肿瘤）可以降低皮肤的敏感性。

八、医药

一般认为，内服泼尼松超过 15 mg 可以抑制炎症反应，抗组胺药对刺激性接触性皮炎无影响。

推荐阅读　　［1］Edman B. The influence of shaving method on perfume allergy. Contact Dermatitis, 1994, 31（5）: 291-292.

［2］Feuerman E, Levy A. A study of the effect of prednisone and an antihistamine on patch test reactions. Br J Dermatol, 1972, 86（1）: 68-71.

［3］Agner T, Damm P, Skouby SO. Menstrual cycle and skin reactivity. J Am Acad Dermatol, 1991, 24（4）: 566-570.

［4］Leveque JL, Corcuff P, de Rigal J, et al. In vivo studies of the evolution of physical properties of the human skin with age. Int J Dermatol, 1984, 23（5）: 322-329.

［5］Lejman E, Stoudemayer T, Grove G, et al. Age differences in poison ivy dermatitis. Contact Dermatitis, 1984, 11（3）: 163-167.

［6］Tupker RA, Coenraads PJ, Pinnagoda J, et al. Baseline transepidermal water loss

（TEWL）as a prediction of susceptibility to sodium lauryl sulphate. Contact Dermatitis, 1989, 20（4）: 265-269.

[7] Cua AB, Wilhelm KP, Maibach HI. Frictional properties of human skin: relation to age, sex and anatomical region, stratum corneum hydration and transepidermal water loss. Br J Dermatol, 1990, 123（4）: 473-479.

[8] Pinnagoda J, Tupker RA, Agner T, et al. Guidelines for transepidermal water loss （TEWL）measurement. A report from the Standardization Group of the European Society of Contact Dermatitis. Contact Dermatitis, 1990, 22（3）: 164-178.

[9] Panisset F, Treffel P, Faivre B, et al. Transepidermal water loss related to volar forearm sites in humans. Acta Derm Venereol, 1992, 72（1）: 4-5.

[10] Lammintausta K, Maibach HI, Wilson D. Susceptibility to cumulative and acute irritant dermatitis. An experimental approach in human volunteers. Contact Dermatitis, 1988, 19（2）: 84-90.

[11] Parker D, Sommer G, Turk JL. Variation in guinea pig responsiveness. Cell Immunol, 1975, 18（1）: 233-238.

第 27 章
接触性皮炎的预防

第 1 节　社会知识层面预防

一、普及知识

接触性皮炎工作者要承担宣传和普及接触性皮炎知识的责任，使全社会，尤其是广大市民对接触性皮炎的重要性有充分的认识。调动一切积极因素、群策群力、共同参与，这是预防接触性皮炎的前提。目前我国还缺乏接触性皮炎社会经济学方面的研究。在国外，此类研究开展较早，通过其他国家的统计数字我们可以大致了解预防接触性皮炎的重要性。如在 20 世纪 80～90 年代，国外已开展针对职业性接触性皮炎花费方面的研究，在澳大利亚总人口约为 400 万的新南威尔士，每年在此方面的花费至少为 1200 万美元。而在同期的丹麦，国家每年的花费约为 1 亿欧元。2016 年，德国的一项研究发现，在职业性接触性皮炎方面，每年的花费超过 15 亿欧元。

二、源头控制

除职业环境外，每个人在生活环境中也不断接触各种刺激原与变应原，如水、洗涤剂、染发剂、甲醛、金属等。如果缺乏接触性皮炎的知识，在生产设计时未全面考虑，最后可能造成个人、社会、生产及医疗各方面的损失。如韩国曾报道了数例植物染发剂导致的色素性接触性皮炎，给患者带来心理及美观上的显著影响。在我国，曾经"奇妙换肤霜"的教训十分惨痛，追求美的使用者不仅没有"一次使用，更换老化皮肤"，反而出现了明显的接触性皮炎。如果大家对接触性皮炎都有充分的认识，则悲剧根本不会发生。在"奇妙换肤霜"上市之初，我国曾有皮肤病学专家提出其不合理之处，可惜未得到广泛共识。

推荐阅读　［1］Rosen RH，Freeman S. Occupational contact dermatitis in New South Wales. Australas J Dermatol，1992，33（1）：1-10.

［2］Dietz JB，Menné T，Meyer HW，et al. Degree of employment，sick leave，and costs following notification of occupational contact dermatitis-A register-based study. Contact Dermatitis，2021，84（4）：224-235.

［3］Brans R，Skudlik C，Weisshaar E，et al. Multicentre cohort study 'Rehabilitation of Occupational Skin Diseases-Optimization and Quality Assurance of Inpatient Management（ROQ）'：results from a 3-year follow-up. Contact Dermatitis，2016，75（4）：205-212.

［4］Woo YR，Kim JS，Lim JH，et al. Acquired diffuse slate-grey facial dyspigmentation due to henna：an unrecognized cause of pigment contact dermatitis in Korean patients. Eur J Dermatol，2018，28（5）：644-648.

第2节　生产、生活层面预防

一、建立低风险生产生活环境

前面已经提到，接触性皮炎涉及人类生活的各个领域，从服饰、食物、医药、化妆品到建筑材料、娱乐用品、日光照射，众多因素均可引发不同形式的接触性皮炎。因此，从整个社会角度，在设计、制造各种生活用品、工作用品及娱乐设施时，人们应考虑接触性皮炎的风险性，意在建立一个低接触性皮炎风险的社会环境。例如在挑选服装的染料时，要避免使用常见变应原及光变应原。在设计工作间时，要考虑到合适的温度、湿度及通风等条件，预先把接触性皮炎的风险降到最低。

二、职业选择前皮肤检查和培训

职业选择前皮肤性能检查是预防职业性接触性皮炎重要的一环，可以避免对工作密切接触物过敏者从事这一职业，也可以避免有刺激性皮炎倾向者从事高刺激性职业。如研究发现，特应性体质者、鱼鳞病患者等容易发生刺激性皮炎。因此，此类人群应避免从事接触水、洗涤剂、食物、油漆等刺激性强的职业。目前我国还缺乏就业前皮肤抵抗能力方面的系统检查，与国外仍有明显的差距。工作前皮肤健康防护知识的培训也相当重要。

三、提供防护用品

对接触性皮炎风险高的职业和工种，提供有效的防护用品是防止接触性皮炎发生，预防接触性皮炎复发，或让有高接触性皮炎倾向而又无法避免接触敏感物质的人预防发生接触性皮炎的有效手段。首先应该明确不同职业可能发生的职业性接触性皮炎风险，充分了解可能的接触物及其预防手段。

推荐阅读　［1］Olusegun OA，Martincigh BS. Allergic contact dermatitis：a significant environmental and occupational skin disease. Int J Dermatol，2021，60（9）：1082-1091.

［2］Hamann CR，Hamann D，Egeberg A，et al. Association between atopic dermatitis and contact sensitization：A systematic review and meta-analysis. J Am Acad Dermatol，2017，77（1）：70-78.

［3］Kirchhof MG，de Gannes GC. Atopy Associated With Positive Patch Test and Possible Allergic Contact Dermatitis. J Cutan Med Surg，2018，22（4）：405-410.

［4］Thyssen JP，Godoy-Gijon E，Elias PM. Ichthyosis vulgaris：the filaggrin mutation disease. Br J Dermatol，2013，168（6）：1155-1166.

［5］吴燕，陈玲玲，施辛.接触性皮炎的预防与治疗.皮肤科学通报，2020，37（2）：247-255＋143.

［6］张莉雪，杨斌.手部接触性皮炎的诊疗进展.皮肤科学通报，2020，37（2）：195-202＋5.

第 3 节　个人层面预防

一、普及知识

学习和掌握接触性皮炎知识是个人预防的前提。一个不具备接触性皮炎基本知识的人是难以预防接触性皮炎的。比如有些人为追求清洁，每日反复洗手，或用工业碱性大的洗涤用品洗手，结果造成了手部皮炎。有些人在患皮炎后，认为越洗越好，盲目清洗，结果造成皮炎加重。有些人为了止痒，涂抹大蒜汁液，结果导致皮炎。还有些人为治疗关节炎，盲目使用"中药"鲜草局部揉搓，结果发生了水疱大疱性接触性皮炎或系统性接触性皮炎。这些均是缺乏接触性皮炎知识的结果。

二、建立低风险生活环境

建立有利于皮肤健康的生活及工作习惯。每个人都生活在有一定刺激原的生活及工作环境中，正确的生活和工作习惯是预防接触性皮炎的必要条件。如慢性刺激性皮炎多由慢性刺激反复累积引起，因此在接触过程中，使皮肤得到保护、充分休息和恢复的机会是必要的。不良的生活习惯如舔唇，可以造成干燥性唇炎；喜欢玩硬币，也常造成手部接触性皮炎。个人生活及工作环境的温度、湿度、粉尘、日光等可以直接影响接触性皮炎的发病和预后，因此应根据自己的皮肤条件，建立适合自己的小环境。此外，根据自己的实际情况，选用合适的防护用品，如防护手套、防护霜。

第4节 社会预防具体措施

一、使用密闭工作系统

对于强的变应原及刺激原应使用密闭工作系统，保证操作工人不与其直接接触，以达到防护的目的。如空调制冷系统中含有二硝基氯苯（dinitrochlorobenzene，DNCB）及塑胶工业中含有胺类物质，即应采用密闭工作系统。

二、机械化操作

对于某些变应原及刺激原，机械化操作是避免人与其直接接触的有效方式，如机械手。

三、使用替代物

对于某些生产及生活中的变应原及刺激原，可以使用不过敏、无刺激性的物品代替。这在理论上很容易，但操作起来较难。

四、合理使用

某些接触性皮炎的发生完全是对某些物品使用不当引起。如某些化妆品中的防腐剂浓度过高，增加了出现接触性皮炎的风险。

五、改善工作环境

好的工作环境可以增强皮肤的抵抗力。工作环境内应通风，温度在17～22℃，湿度在50％较好。对于日光也应适当防护。

六、改善工艺

对于某些易导致接触性皮炎的工艺及生产程序应及时发现，并通过改善工艺进行调整。

七、提供说明书

对于某些强刺激原或致敏原，应在其包装外面配备详细的使用说明书，并告知使用者其毒性及使用方法。

推荐阅读　［1］Ye C，Chen J，Yang S，et al. Skin sensitivity evaluation：What could impact the assessment results? J Cosmet Dermatol，2020，19（5）：1231-1238.
［2］Thetkathuek A，Yingratanasuk T，Ekburanawat W，et al. The risk factors for occupational contact dermatitis among workers in a medium density fiberboard furniture factory in Eastern Thailand. Arch Environ Occup Health，2021，76（5）：255-265.
［3］Kasemsarn P，Iamphonrat T，Boonchai W. Risk factors and common contact allergens in facial allergic contact dermatitis patients. Int J Dermatol，2016，55（4）：417-424.

第 5 节　个人预防具体措施

一、防护工具

防护工具如穿戴防护衣、防护手套、防护靴，使用防护霜等。在实际生活中，许多接触性致病物质往往难以避免接触，因此，采用防护工具是预防接触性皮炎重要的方法。目前防护手套的应用较为普遍，但使用胶皮或乳胶手套可以引起许多皮肤反应，包括刺激性接触性皮炎、变应性接触性皮炎、接触性荨麻疹等。新的原料制成的防护手套在不断问世。不同防护手套的性能是不同的，人们应依据接触物的理化性质选择相应的手套，如聚氯丁橡胶（neoprene rubber）、聚氯乙烯（polyvinyl chloride）、腈橡胶（nitrile rubber）可以防护无机酸；聚氯丁橡胶（neoprene rubber）、丁基橡胶（butyl rubber）可以防护有机酸；丁基橡胶还可用于酯类的防护。使用不合适的手套非但达不到防护目的，还会导致新的皮肤损害。防护霜是防护衣及防护手套的代用品。理想的保护霜应使用方便、易于洗涤、不影响操作、感觉舒适。曾有人想制成功能性的防护霜，能够把变应原变为非变应原，但目前仍在研究过程中。然而，有些防护霜还有导致皮肤损害的报告，应注意选择。

二、正确洗护

皮肤卫生一直被人们认为是预防职业性皮肤病的关键，如手上的油迹、污物等刺激物如不立刻清除可能诱发刺激性皮炎。但是过度追求所谓的"卫生"带来的危害却远远大于其防护作用。Bauer 的研究发现，在德国，从事清洁工作的工人，患接触性皮炎的风险显著升高（RR=1.84，95% CI：1.15-2.93），最常见的刺激物为橡胶制品及清洁消毒剂。Warshaw 等的研究发现，与皮肤清洁相关的刺激物有 50 余种，斑贴实验阳性者及患有刺激性接触性皮炎者，有更高的风险合并职业相关的皮肤病。因此，应使用刺激性小的洗护用品，在需要清洗时才清洗。

工作完毕，适当皮肤清洗后，应根据皮肤状况选择合适的护肤品。由于过度洗涤造成的皮肤干燥脱水最常见，故使用水包油乳膏是合适的。特别干燥的皮肤需要使用富含脂肪的水包油霜剂、油包水霜剂或软膏。

推荐阅读　［1］Ramsing DW, Agner T. Effect of glove occlusion on human skin（II）. Long-term experimental exposure. Contact Dermatitis, 1996, 34（4）: 258-262.

［2］Rowley K, Ajami D, Gervais D, et al. Glove Use and Glove Education in Workers with Hand Dermatitis. Dermatitis, 2016, 27（1）: 30-32.

［3］Dall AB, Andersen KE, Mortz CG. Targeted testing with diethylthiourea often reveals clinically relevant allergic contact dermatitis caused by neoprene rubber. Contact Dermatitis, 2012, 67（2）: 89-93.

［4］Del Rosso JQ. Incorporation of a barrier protection cream in the management of chronic hand dermatitis：focus on data supporting an established hand protectant formulation and modifications designed to assist in barrier repair. J Clin Aesthet Dermatol，2014，7（2）：40-48.

［5］Diepgen TL，Weisshaar E. Contact dermatitis：epidemiology and frequent sensitizers to cosmetics. J Eur Acad Dermatol Venereol，2007，21（Suppl 2）：9-13.

［6］Bauer A. Contact dermatitis in the cleaning industry. Curr Opin Allergy Clin Immunol，2013，13（5）：521-524.

［7］Kresken J，Klotz A. Occupational skin-protection products-a review. Int Arch Occup Environ Health，2003，76（5）：355-358.

［8］Warshaw EM，Goodier MC，DeKoven JG，et al. Contact Dermatitis Associated With Skin Cleansers：Retrospective Analysis of North American Contact Dermatitis Group Data 2000-2014. Dermatitis，2018，29（1）：32-42.

第6节　防护霜

一、定义

防护霜（protection cream）又称为防护膏（protection ointment）或隔离霜（barrier cream），最早称为隐形手套（invisible glove），是一种涂于皮肤表面，用于预防接触性皮炎的霜剂、软膏或凝胶剂的总称。在接触性皮炎个人防护用品方面，防护霜较防护衣或防护手套有更广泛的前途。防护霜具有无形、不影响外观、不影响精细动作，舒适及适应性广的优点。比如演员或使用某些化妆品的人，在预防面部接触性皮炎时，不能使用防护面罩，只能使用防护霜。

二、历史

人类使用防护霜历史悠久，某些砌墙的工人，很早就使用猪油来预防手皲裂。在我国《庄子》一书中，也有用某种药膏来防止染布工人手足皲裂的记载。目前在国内外市场上，已有多种防护霜，性能各异。理想的防护霜除具有防护作用外，还应具备感觉舒适、无异味、无毒、无刺激、不影响饮食，在饮食或烹调食物时不用洗去的优点。

三、分类

防护霜大致可以分为三类：

（一）普通型防护霜

一般所说的防护霜，其作用机制主要是通过形成一层隐性膜，起遮盖皮肤的作用，使接触的致病原不能达到皮肤而起到防护效果。实践已经证明，有机溶剂可以很好地用抗溶剂凝胶来防护，这种凝胶含有脂蛋白等蛋白质、纤维素酯（cellulose esters）、三乙醇胺（triethanolamine）、乙醇、水等。油包水霜剂可以有效防护水中的刺激原，如酸、碱、溶剂、防腐剂、可溶性油等，而水包油制剂则不能用于水溶剂的防护。

（二）活性防护霜（active protection cream）

活性防护霜是含有活性物质的防护霜，能够与接触致敏原发生反应，从而改变其活性，如使用含络合剂乙二胺四醋酸二钠钙（ethylenediamine tetra acetic acid，CaNa2EDTA）的凝胶可以在皮肤表面与镍之间形成一种可溶性的、非离子化的稳定络合物，从而使镍失去运动性，阻止其穿透皮肤，引发变应性接触性皮炎，起到防护作用。

（三）药物性防护霜

敏感个体在接触致敏原前，在接触部位涂抹一层治疗药物，来抑制即将发生的接触性皮炎。文献报告局部用5％环孢素（cyclosporin）膏或地塞米松（dexamethasone）喷雾剂，可以有效抑制镍变应性接触性皮炎。因为这类药物有一定副作用，所以用来进行常规防护的意义不大。

四、效果评价

防护霜对接触性皮炎的防护作用目前存在以下2种争议：首先，较多学者肯定了防护霜的作用效果，而另一些学者则认为效果不明显。德国的一项研究对其国内常见的6种防护霜进行了随机双盲对照试验，发现与对照组相比，所有测试产品均对十二烷基硫酸钠（SLS）导致的接触性皮炎有明显的保护作用。而Del Rosso曾对防护霜疗效的原始研究进行了总结，发现多数研究肯定了防护霜对接触性皮炎的效果，但仍有部分研究缺乏科学性的设计及实施过程，导致了不理想的结果。von Grote 依据目前研究现状，对防护霜的使用进行了改进，指出可以采用保护性防护霜联用修复性防护霜的"两步法"进行皮肤的保护，以提高防护霜应用的效果。其次，有学者提出，随着防护霜的广泛应用，与之相关的接触性皮炎的风险亦会增加。例如 Schliemann 等的研究发现，防护霜的保护效果和应用剂量呈正相关，但是随着剂量进一步上升，刺激性皮炎的风险会随之增加。因此，我们认为，对防护霜的作用应结合自身情况具体分析，不能笼统地下结论，某种防护霜可能对某些接触性皮炎有效，但对其他接触性皮炎无效，不能因为某些防护霜无效而全盘否定其作用，也不能因某些有效而认为所有防护霜都有效。在防护霜的应用过程中，应避免短时间内大剂量涂抹，防止因防护霜本身导致的接触性皮炎。

推荐阅读 ［1］Mostosi C，Simonart T. Effectiveness of barrier creams against irritant contact dermatitis. Dermatology，2016，232（3）：353-362.

［2］Corazza M，Minghetti S，Bianchi A，et al. Barrier creams：facts and controversies. Dermatitis，2014，25（6）：327-333.

［3］Schliemann S，Müller M，Stadeler M，et al. Double blind randomized repetitive efficacy test of various occupational skin protection preparations against sodium lauryl sulphate. J Dtsch Dermatol Ges，2021，19（4）：545-552.

［4］Del Rosso JQ. Incorporation of a barrier protection cream in the management of chronic hand dermatitis：focus on data supporting an established hand protectant formulation and modifications designed to assist in barrier repair. J Clin Aesthet Dermatol，2014，7（2）：40-8.

［5］von Grote EC，Palaniswarmy K，Meckfessel MH. Managing occupational irritant contact dermatitis using a two-step skincare regimen designed to prevent skin damage and support skin recovery. J Drugs Dermatol，2016，15（12）：1504-1510.

［6］Schliemann S，Petri M，Elsner P. Preventing irritant contact dermatitis with protective creams：influence of the application dose. Contact Dermatitis，2014，70（1）：19-26.

［7］Sobhan M，Hojati M，Vafaie SY，et al. The efficacy of colloidal oatmeal cream 1％ as add-on therapy in the management of chronic irritant hand eczema：a double-blind study. Clin Cosmet Investig Dermatol，2020，13：241-251.

主要参考文献

［1］Bolognia JL，Schaffer JV，Cerroni L. 皮肤病学（第4版）. 朱学骏，王宝玺，孙建方等，译. 北京：北京大学医学出版社，2016.

［2］赵辨. 中国临床皮肤病学. 南京：江苏科学技术出版社，2009.

［3］叶世泰. 变态反应学. 北京：科学技术出版社，1998.

［4］Grammer LC，Greenberger PA. 帕特森变态反应性疾病（第6版）. 顾瑞金，译. 北京：人民卫生出版社，2004.

［5］Freedberg IM，Eisen AZ，Wolff K，et al. Fitzpatrick's Dermatology in General Medicine. 5th ed. New York：McGrow-Hill，1999.

［6］李邻峰. 皮肤科常用中成药安全用药手册. 北京：科学技术出版社，2015.

［7］李邻峰. 湿疹皮炎与皮肤过敏的诊断与治疗. 北京：北京大学医学出版社，2010.

［8］邓丹琪，李林峰. 过敏性皮肤病的全面管理. 昆明：云南科技出版社，2009.

［9］李林峰. 皮炎湿疹的诊断与治疗. 北京：人民军医出版社，2007.

［10］李林峰. 特应性皮炎. 北京：北京大学医学出版社，2006.

［11］李林峰. 皮炎湿疹的发病机制. 北京：人民军医出版社，2006.

［12］李林峰. 皮炎湿疹的临床诊断. 北京：人民军医出版社，2006.

［13］李林峰，施辛，王文慧，等. 皮炎湿疹的治疗. 北京：人民军医出版社，2006.

［14］李林峰. 肾上腺糖皮质激素在皮肤科的应用. 北京：北京大学医学出版社，2004.

［15］李林峰.接触性皮炎与皮肤变态反应.2版.北京：北京大学医学出版社，2003.

［16］李林峰.接触性皮炎.北京：北京医科大学中国协和医科大学出版社，1995.

［17］李林峰.皮肤性病学.北京：北京医科大学出版社，2001.

［18］Johansen JD，Lepoittevin VMJ，Frosch PJ. Contact Dermatitis. 6th ed. Switzerland：Springer Nature Switzerland AG，2021.